事業拡大・業務提携・新規開業・ハッピーリタイアを自在に！

動物病院の未来を拓く M&Aの手法とポイント

蒲 鉄雄 著
M&Aアドバイザー

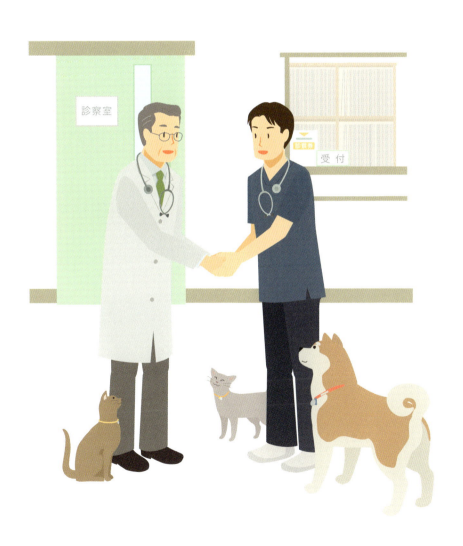

緑書房

はじめに

　動物病院を開院し、経営をしていくなかで、好むと好まざるにかかわらず、事業の拡大や縮小、または廃業（リタイア）を検討する機会が確実に訪れます。

　事業の拡大を目指すなら、自力で投資して分院を開設することをまず考えるでしょうし、リタイアを希望していて、後継者がいない場合には、閉院や清算を進めることもあるでしょう。

　しかし、自力で分院展開を進めるだけでなく、既存の動物病院を買収するという方法もあります。また、リタイアに伴って長年経営してきた動物病院を閉院してしまうよりも、他者に引き継いだ方が地域社会に対する責任を果たせます。

　これらはM＆Aと呼ばれている方法です。M＆Aというと、大企業が行う企業買収のイメージが強いため、一般の動物病院には敷居が高く感じるかもしれませんが、実は動物病院は、他業種と比較してもM＆Aの潜在的ニーズが非常に高く、実行価値が高い業種の1つです。M＆Aを賢く実行すれば、動物病院の拡大や縮小を自在に行うことができますし、愛着のある動物病院を残したままリタイアして悠々自適に過ごすことも可能になります。

　M＆Aのメリットを享受できるのは、既存の動物病院に限りません。動物病院を新規で開業するにあたって、自力ですべての準備を1から進めていく労力は多大なものになります。しかし、M＆Aによって既存の動物病院を買収できれば、開業までの労力や時間を大きく削減できますし、スムーズに病院経営に入っていけるという大きなメリットが得られます。

　私はM＆Aの専門家（M＆Aアドバイザー）として、累計で100件以上の企業間M＆Aに関与し、成功させてきました。依頼者の事業規模は年間売上額数百万円〜100億円程度と幅広く、業種も20以上と多岐にわたります。なかでも、動物病院やペット関連業種のM＆Aを支援する機会に多く恵まれたことから、この分野においても相当の経験とノウハウを有しています。

　本書では、既存の動物病院や新規開業を目指す獣医師などがM＆Aを行う場合に押さえておくべき基礎知識やポイント、注意点などを、売り手・買い手それぞれの視点から実際の流れがイメージしやすいよう事例などを提示しつつ、順を追って具体的に解説していきます。大きく3つの章で構成し、それぞれの章で同じテーマが登場することもありますが、章が進むごとに知識が深まるよう徐々にレベルアップするかたちで記述して

います。

　また、Ｍ＆Ａまたは動物病院経営について予備知識があまりない読者にもわかりやすいよう、難解な理論や馴染みにくい専門用語は極力用いずに解説を進めていきますので、動物病院のＭ＆Ａを検討しはじめた際の入門書として活用してください。

　なお、内容の性質上、一般的な解説において「企業」という表記が出てきますが、「企業＝動物病院」として読み進めてください。

　さっそく、本題に入りましょう。

目　次

はじめに　… 3

第1章　動物病院のＭ＆Ａの流れと各段階における検討事項……………… 9

1　Ｍ＆Ａの流れと押さえておくべき基本　… 10
　①そもそもＭ＆Ａとは？　… 10
　②動物病院とＭ＆Ａのニーズ　… 11
　③Ｍ＆Ａの目的　… 12
　④Ｍ＆Ａで重要なことは相互信頼　… 13
　⑤Ｍ＆Ａで知っておきたいキーワード　… 13
　⑥Ｍ＆Ａの流れ　… 16
　⑦Ｍ＆Ａアドバイザーを探す方法は？　… 21

2　Ｍ＆Ａにおいて企業や事業をどのように評価するのか？　… 23
　①なぜ価値評価が必要か　… 23
　②価値評価が必要になる場面　… 23
　③企業価値とは　… 24
　④価値評価：代表的な3つの方法　… 24
　⑤中小・小規模企業に用いる簡易な価値評価方法　… 27

3　Ｍ＆Ａの検討段階で重要なポイント　… 31
　①Ｍ＆Ａの3つの段階　… 31
　②ノンネームシートとは　… 31
　③ノンネームシートの記載内容　… 32
　④ノンネームシートの見方　… 34
　⑤案件概要書とは　… 35
　⑥動物病院のＭ＆Ａで利用されるスキーム　… 36

4　Ｍ＆Ａで重要な交渉段階と契約段階　… 41
　①Ｍ＆Ａで重要なのは交渉と契約　… 41
　②交渉するときの心構え　… 42
　③交渉のポイント　… 43
　④交渉段階における重要な決定事項　… 45
　⑤Ｍ＆Ａで作成する契約書とは？　… 47
　⑥契約書作成の注意点　… 50
　⑦交渉と契約締結は自分でできるのか？　… 53
　⑧Ｍ＆Ａの決済方法は？　… 54

第2章　動物病院とM＆A……………………………………………57

1　動物病院を取り巻くM＆Aの概況　… 58

　①M＆Aは意外と身近　… 58

　②動物病院経営が厳しい時代とM＆A　… 59

　③米国の最大手動物病院のM＆A事例から学べること　… 62

　④動物病院の売上別に見るM＆Aの類型　… 63

　⑤M＆Aに期待されるシナジー効果とは？　… 64

　⑥いろいろなM＆Aのかたち〜業界再編型M＆A〜　… 68

2　動物病院がM＆Aを検討すべきタイミングと具体例　… 71

　①M＆Aを自分事として捉える　… 71

　②院長の年齢的なタイミング　… 72

　③動物病院のM＆Aは難しい？　… 73

　④動物病院のM＆Aの具体例（買い手：新規開業獣医師）…77

　⑤動物病院のM＆Aの具体例（買い手：動物病院）…78

第3章　M＆Aを進める際に押さえておくべき知識とポイント……………85

1　M＆Aの対象先とスキームの種類　… 86

　①中小・小規模企業のM＆Aはどれくらい行われている？　… 86

　②M＆Aのサポートを誰に依頼すべきか　… 88

　③M＆Aのさまざまなスキーム　… 88

　④選択すべきスキームは？　… 95

　⑤M＆Aを活用すべき場面　… 98

　⑥M＆Aのニーズが高い業種とは？　… 101

　⑦M＆Aで買い手候補になりやすい企業の特徴は？　… 102

　⑧M＆Aと企業のライフサイクル　… 103

2　M＆Aに関与する専門家　… 106

　①専門家が関与する場面　… 106

　②デューデリジェンスの種類と関与する専門家　… 106

　③事業計画書を精査しよう！　… 107

　④M＆Aアドバイザーの業務内容　… 108

　⑤M＆Aアドバイザーとの契約内容　… 112

　⑥M＆Aアドバイザーの2種類の着任形式　… 114

　⑦M＆Aアドバイザーの報酬　… 117

　⑧M＆Aアドバイザーの選び方　… 121

　⑨M＆Aアドバイザーの上手な活用法　… 124

3 M＆A成功のポイント … 125

①売却する際の注意点 … 125

②譲渡を受ける際の注意点 … 127

③トップ面談の重要性 … 129

④M＆Aで従業員はどうなるのか？ … 132

⑤個人保証している場合に注意！ … 134

⑥廃業（清算）か、M＆Aかで迷ったら… … 135

⑦売れない場合は？ … 137

Appendices ……………………………………………………………… 139

Appendix 1 M＆Aでステップアップを実現した院長へのインタビュー … 140

Appendix 2 M＆Aで重要な書類（契約書）の見本（ひな形） … 143

・機密保持に関する誓約書（例） … 144

・ファイナンシャル・アドバイザリー契約書（例） … 146

・事前依頼資料（事業譲渡用）（例） … 150

・秘密保持契約書（例） … 151

・意向表明書（例） … 153

・中期経営計画書（例） … 154

・基本合意書（事業譲渡）（例） … 159

・基本合意書（株式譲渡）（例） … 161

・事業譲渡契約書（例） … 167

・株式譲渡契約書（例） … 175

索引 … 190

おわりに … 192

Column

ノーベル経済学賞「不完備契約の理論」 … 55

イヌ―このふしぎな動物 … 55

米国におけるペット関連産業とM＆Aの最新動向 … 84

M＆Aが増えている理由 … 138

第1章

動物病院のM＆Aの流れと
各段階における検討事項

1 M＆Aの流れと押さえておくべき基本

2 M＆Aにおいて企業や事業を
どのように評価するのか？

3 M＆Aの検討段階で重要なポイント

4 M＆Aで重要な交渉段階と契約段階

1

M＆Aの流れと
押さえておくべき基本

▎①そもそもM＆Aとは？

　そもそもM＆Aとはどのようなことを指すのでしょうか？　M＆Aは英語の Mergers and Acquisitions（合併と買収）を略したものです。企業間の合併と買収ですから、2つ以上の企業が1つになったり（合併）、ある企業が他の企業を買ったりすること（買収）を意味します。さらには、これらにとどまらずに企業間の提携関係を含むこともあります。M＆Aというと、大企業が株式の売買を行っているイメージが強いかもしれませんが、中小・小規模企業*でもM＆Aの需要は高く、それによって得られるメリットは多大なものです。

　実際にM＆Aを実施できるケースは実にさまざまです（**図1-1**）。

　・後継者問題を解決したい
　・業界再編に備えて経営基盤を強化したい
　・事業領域を拡大したい
　・なるべく資金を抑えて開業したい
　・短時間でリスクを抑えて事業を開始・拡大したい

---

　*中小企業基本法によって業種別に中小企業および小規模企業の規模（従業員数、資本金）が定義されている（「第3章 1-①　中小・小規模企業のM＆Aはどれくらい行われている？」参照）。小規模企業は零細企業と言われることも多いが、本書では小規模企業と表記する。

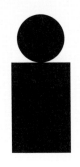

図1-1 M＆Aを実施できるさまざまなケース

動物病院においてもこのような希望がある場合には、ぜひともM＆Aの活用を検討すべきです。

②動物病院とM＆Aのニーズ

次に気になるのは、「動物病院でM＆Aのニーズなんてあるのだろうか？」ということかもしれません。実際に、「動物病院は一般的な企業と違うのでは？」という質問を受けることが多々ありますが、結論から言うと、動物病院業界でもM＆Aのニーズは高まっていますし、他業種と大きな違いは感じません。

現在、小動物臨床を行っている動物病院数は全国に1万〜1万2千ほどあるとされています。犬の飼育頭数は減少傾向と言われていますが、猫の飼育頭数は安定的ですし、ウサギなどのエキゾチックペットの人気も定着しています。そして、ペットの長寿化に伴う獣医療の高度化、ペットの家族化などの社会的ニーズの多様化により、動物病院業界のマーケットは拡大しています。さらに、動物病院は他業種に比べて収益性が高く、獣医師でないと診療ができないという参入障壁もあることから、業界としては今後も堅調に推移すると予想されますし、大手企業による独占とも無縁です。このようなことから、動物病院は顕在的にも潜在的にもM＆Aのニーズが高い業種と言えるのです（もちろん動物病院の経営には将来的なリスクがあり、M＆Aのニーズの高まりにも関係していますが、詳しくは「第2章 1-② 動物病院経営が厳しい時代とM＆A」で述べます）。

動物病院のM＆Aの潜在的ニーズの一例を紹介します。

現在、動物病院は廃業の割合が非常に高い業種になっています。その理由は、個人経

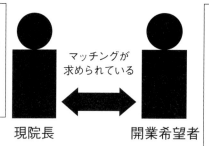

図1-2 動物病院のおけるM&Aのニーズの高まり

営が多く、院長が高齢になると廃業する動物病院がほとんどで、次に引き継ぐということをしていないからです。長年にわたる診療によって地域社会からの信頼を集め、患者を獲得していても、廃業してしまえばすべてが無に帰すわけですから、社会資源の大きな喪失です。

一方、若手獣医師が新規開業するときに、動物病院を1から作り上げるには相当な経済的・時間的な負担がかかります。しかし、リタイアする院長から事業承継ができれば、それらの負担を大幅に軽減できるメリットは大きいですし、なかでもカルテを引き継げることは見逃せません。動物病院をまったく新規から開業した場合、自力で患者を開拓していかなければなりませんが、事業承継であれば、診療を始めたその日から患者が来てくれます。引き継いだ顧客基盤等をもとに適切な経営努力を重ねれば、スピーディーに患者数を増やしていくことは十分可能でしょう。

このように、高齢を理由に廃業を余儀なくされる動物病院（院長）と効率よく開業したい若手獣医師を適切にマッチングできれば、動物病院の潜在的なM&Aのニーズはますます高まっていくでしょう（図1-2）。

③M&Aの目的

動物病院におけるM&Aの目的を確認します。

一般的にM&Aには、収益拡大型、事業再生型、事業承継型という3つのパターンがあります（表1-1）。M&Aを実施する場合は、最初にその目的を明確にしなければなりません。

第1章　動物病院のＭ＆Ａの流れと各段階における検討事項

表1-1　Ｍ＆Ａ：3つのパターン

収益拡大型	動物病院の規模や活動範囲を広げるために既存の動物病院（他院）を買収するパターン。買収により、診療科目や診療対象動物を拡張したり、分院を出して事業エリアを広げたりする
事業再生型	経営不振になっている事業の救済を目的とするパターン。何らかの要因で経営不振になっている事業を第三者に譲り渡し、経営を再建してもらう。譲り受ける側が経営再建のノウハウをもっている場合に成功する
事業承継型	後継者問題の解決を目的とするパターン。たとえば、院長が高齢になっていて、経営の継続が難しくなっているときに、若手獣医師に動物病院を承継してもらう場合が典型例

④Ｍ＆Ａで重要なことは相互信頼

　Ｍ＆Ａや企業買収などと聞くと、「敵対的買収」という言葉を思い浮かべる方が多いかもしれません。テレビのニュースなどでも、規模の大きな敵対的買収がセンセーショナルに報道され、世間の耳目を集めることがあります。しかし、中小・小規模企業のＭ＆Ａの場面において、そのような敵対的買収はほとんどありません。むしろ重要なのは相互信頼です。

　Ｍ＆Ａにより目指すべきは、事業承継によってお互いが Win-Win の関係になることです。愛着のある動物病院を譲り渡す、ないしは譲り受けるときに、お互いが敵対していてはうまく運ばないことは明らかです。Ｍ＆Ａに取り組むときには、「相手の立場に立って考える」姿勢を常に胸にとどめておくべきです。

　もし「Ｍ＆Ａは敵対的なので、イメージが悪い」と思っていたなら、これを機会に考え方をリセットしてください。

⑤Ｍ＆Ａで知っておきたいキーワード

　Ｍ＆Ａでは非常に多くの専門用語が登場しますが、ここでは最低限押さえておかなければならないキーワードを解説していきます（**表1- 2**）。

・Ｍ＆Ａアドバイザー

　Ｍ＆Ａを成功させるには、Ｍ＆Ａアドバイザーの選任がほとんど必須とも言えます。Ｍ＆Ａアドバイザーとは、事業や株式の譲渡ならびに譲り受けの場面において、売り手と買い手の間に入り、売買契約や譲渡契約の成立に向けて、各種のアドバイスを行ったり実際に手続きを進めたりする専門家です。Ｍ＆Ａブティック、Ｍ＆Ａ仲介業者（会社）またはＭ＆Ａ助言業者（会社）、ファイナンシャルアドバイザーなどと呼ばれるこ

13

表1-2 Ｍ＆Ａで知っておきたいキーワード

Ｍ＆Ａアドバイザー	Ｍ＆Ａを成功させるには欠かせない専門家。Ｍ＆Ａの行程すべてにおけるサポートを担う
守秘義務契約	Ｍ＆Ａでは財務状況など重要な企業情報を開示する必要があるため、この契約は欠かせない
ファイナンシャル・アドバイザリー契約（FA契約）	Ｍ＆Ａアドバイザーの業務内容や業務範囲を明らかにする契約
意向表明書	譲り受け希望者が売り手に対し、譲り受けの条件などの意向を記載して渡す書面
基本合意書	売り手と買い手の意向が一致し、お互いの契約締結への意思を明らかにするための契約書
デューデリジェンス（DD）	企業価値を適切に評価するための調査活動
最終譲渡契約書	買収金額やその他の条件について、売り手と買い手が最終的に合意できたときに交わす契約書

ともありますが、本書ではＭ＆Ａアドバイザーと表記します。

　非専門家が独力でＭ＆Ａを進めようとしても、まず何から取りかかれば良いか見当がつかないでしょう。どのようにして相手を評価すれば良いのか、金額をどのように決めるのか、条件交渉はどうすれば良いのか、Ｍ＆Ａ後のトラブル予防はどうするのかなど、まったく判断がつきません。そもそも、Ｍ＆Ａをするべきか？ というスタート段階から問題が生じます。そこで、専門家であるＭ＆Ａアドバイザーに、手続き全体への関与やサポート・助言を依頼することになります。

・守秘義務契約

　特に重要なのが守秘義務契約です。Ｍ＆Ａを行うときには、資産や財務状況、取引先、経営ノウハウなどの自社の根幹とも言える秘密を明らかにしなければなりません。こうした企業秘密が第三者に漏れると大きな損害が発生するため、相手企業とＭ＆Ａの交渉を進めるときには、必ず守秘義務契約を締結します。秘密保持契約とも呼ばれ、英語では NDA（Non-disclosure Agreement）もしくは CA（Confidentiality Agreement）と呼ばれます。

・ファイナンシャル・アドバイザリー契約（FA 契約）

　Ｍ＆ＡアドバイザーにＭ＆Ａの支援・助言・仲介を依頼するときには、Ｍ＆Ａアドバイザーの業務内容や業務範囲を明らかにしておく必要があります。そのため、依頼者とＭ＆Ａアドバイザーとの間で契約を締結します。それがファイナンシャル・アドバイザリー契約（FA 契約）です。ファイナンシャル・アドバイザリー契約内において、Ｍ＆Ａアドバイザーが行う業務範囲や報酬についての取り決めを行います。Ｍ＆Ａアドバイ

ザーに仲介を依頼するときには、依頼者が候補となる相手先と直接交渉することを禁止することが一般的ですが、そのような禁止事項もこの契約書内に盛り込まれます。

・意向表明書

意向表明書とは、譲り受け希望者が売り手に対し、譲り受けを希望することを表明し、その条件などの意向を記載して渡す書面です。意向表明書には、売買の対象や方法、金額や想定スケジュールなどが記載され、その内容を基準にして話し合いを進めたいという希望を明らかにします。意向表明書の提出段階では、契約締結には至っておらず、あくまで買い手候補の段階による一方的な申し出という位置づけとなります。売り手は、複数の買い手候補から意向表明書の提出を受け、面談するなどして、先の段階へ進むかどうかを検討します。英語では LOI（Letter of Intent）と呼ばれます。

・基本合意書

基本合意書は、売り手と買い手の意向が一致し、M＆Aを進めていくことになったときにお互いの契約締結への意思を明らかにするための契約書です。基本的な合意なので、詳細条件については一般的に記載されませんが、取引金額や条件、独占交渉権など契約の根幹規定が盛り込まれます。基本合意締結から期間終了までの間は独占交渉権が発生するため、別の買い手候補との交渉や売却をすることはできなくなります。英語では、意向表明書と同様に LOI（Letter of Intent）もしくは MOU（Memorandum of Understanding）と呼ばれます。

・デューデリジェンス（DD）

企業を買収しようというとき、外部からの情報だけではその実態はほとんどわかりません。買い手側は、売り手が具体的にどのような資産を保有しているのか、どれくらいの従業員がいるのか、契約形態はどうなっているのか、それぞれの事業の収益やかかっている経費や収支状況はどうなっているのか、リスク要因はないのかなど、すべて把握していないと不安です。

つまり、M＆Aにあたっては企業価値の適切な評価が欠かせませんが、そのための調査活動をデューデリジェンスと呼び、M＆Aを成功させる上で非常に重要なポイントとなります。デューデリジェンスによって、企業の資産価値や収益性、リスク（不確実性）の適正な評価が行われます。デューデリジェンスは英語（Due Diligence）の頭文字から DD とも表記されます。

デューデリジェンスはさまざまな側面から行われますが、代表的なものとして財務DD と法務 DD があります。財務 DD とは、公認会計士や監査法人による財務状況の監

査のことです。この過程がないと相手の企業価値を計ることができません。中小・小規模企業のＭ＆Ａにおいても、最低限の調査として財務ＤＤが行われることが一般的です。一方、法務ＤＤとは、定款や株式、契約関係や労務、知的財産などの法律面での監査であり、弁護士に依頼します。中小・小規模企業のＭ＆Ａでは、法務ＤＤは必ずしも実施されるわけではなく、必要に応じて行うことになります。

・最終譲渡契約書

　最終譲渡契約とは、相手企業の買収金額やその他の条件について、売り手と買い手が最終的に合意できたときに交わす契約のことです。最終譲渡契約書には、基本合意書のようなおおまかな内容ではなく、Ｍ＆Ａ取引にかかわるすべての必要事項が細かく規定されます。この最終譲渡契約によって、Ｍ＆Ａの契約は完結します。その後、双方が契約通りに履行（決済）すれば、Ｍ＆Ａがすべて完了します。

　Ｍ＆Ａの契約形態が株式譲渡の場合には株式譲渡契約書（英語では Stock Purchase Agreement）、営業譲渡の場合には営業譲渡契約書（英語では Business Transfer Agreement）が最終譲渡契約書となります。

⑥Ｍ＆Ａの流れ

　Ｍ＆Ａは概ね**図1-3**の流れで進んでいきます。

・目的の明確化と戦略作り

　Ｍ＆Ａを行おうとする場合、当然のことですが、目的の明確化と戦略作りが必要です。事業拡大のために行いたいのか、事業再編のために行いたいのか、どういった対象を買収したいのか、どういった相手に売りたいのかなど、着手前に目的を明確にして、その目的に沿った戦略を綿密に検討すべきです。

　目的があいまいなままＭ＆Ａに着手すると、買収もしくは売却すること自体が目的化し、もともと何が目的だったのかが不明確になり、Ｍ＆Ａ後も期待していた効果が得られにくくなるでしょう

　また、目的や戦略に対する意識が薄いと、Ｍ＆Ａアドバイザーや契約相手に対し、意志が弱いというマイナスイメージを与えてしまいます。そうすると、Ｍ＆Ａアドバイザーは良い案件を他に優先的に紹介してしまうなど、マイナス面が出てくる可能性があります。

第1章　動物病院のM＆Aの流れと各段階における検討事項

```
┌─────────────────────────────────┐
│      目的の明確化と戦略作り      │
└─────────────────────────────────┘

┌─────────────────────────────────┐
│   M＆Aアドバイザーの選定と依頼   │
└─────────────────────────────────┘

┌─────────────────────────────────┐
│     買収先（売却先）の選定       │
└─────────────────────────────────┘

┌─────────────────────────────────┐
│       対象先の情報収集           │
└─────────────────────────────────┘

┌─────────────────────────────────┐
│         スキーム策定             │
└─────────────────────────────────┘

┌─────────────────────────────────┐
│       対象先との条件交渉         │
└─────────────────────────────────┘

┌─────────────────────────────────┐
│   基本合意の締結（基本合意書）   │
└─────────────────────────────────┘

┌─────────────────────────────────┐
│   デューデリジェンスの実施       │
└─────────────────────────────────┘

┌─────────────────────────────────┐
│ 最終譲渡契約の締結（最終譲渡契約書）│
└─────────────────────────────────┘

┌─────────────────────────────────┐
│      クロージング（決済）        │
└─────────────────────────────────┘
```

図1-3 M＆Aの流れ

・M＆Aアドバイザーの選定と依頼

　目的の明確化と戦略作りが固まったら、M＆Aアドバイザーを選定し、サポートを依頼します。M＆Aを成功させるためには、M＆Aアドバイザーの選定がとても重要です。M＆Aの全行程において、M＆Aアドバイザーの役割が非常に大きいからです（M＆Aアドバイザーの選定法のポイントは「第1章　1－⑦　M＆Aアドバイザーを探す方法は？」参照）。依頼したいM＆Aアドバイザーが見つかったら、ファイナンシャ

ル・アドバイザリー契約および守秘義務契約を締結し、契約相手の候補者（対象先）を探してもらいます。

・買収先（売却先）の選定

　M＆Aを進めるためには、対象先を探さなければなりません。企業を売りたい場合には買い手を、買いたい場合には売り手を探します。対象の業種や規模、営業活動エリアや買収予定金額などから対象となりうる企業（候補先）のリストを作成します。ただ、非専門家の情報網には限界がありますし、仲介を入れずに対象先を探す場合、情報管理が難しいこと、条件交渉も困難が伴うことなどから、やはりこの選定段階からM＆Aアドバイザーに依頼することを推奨します。

・対象先の情報収集

　次に候補先リストについて基礎的な情報収集を行います。そもそもM＆Aに対する関心があるのかどうか見極める必要があります。初期的な関心があるとの感触の候補先があれば、事業概要や財務状況、事業内容や資産内容などの情報が必要です。調査会社に依頼して報告書を作成してもらう方法も考えられますが、間接的な情報は参考程度にとどめて、可能な限り直接情報の入手を進める必要があります。

・スキーム策定

　M＆Aを進めるときには、スキームを決めなければなりません。スキームとはM＆Aの具体的な方法のことです。一口にM＆Aと言ってもいろいろな方法がありますが、一般的によく使われる手法として、株式譲渡、事業譲渡があります。その他、会社分割や第三者割当増資などさまざまな手法があります。数あるスキームの中から、ケースに応じて最適な方法を選択しなければなりません。M＆Aアドバイザーに仲介を依頼すれば、その経験とノウハウから最適なスキームを提案してもらえるでしょう。

・対象先との条件交渉

　契約相手の候補者（対象先）が見つかったら、条件交渉を開始します。条件交渉の段階で売り手と買い手の双方が納得しなければ、具体的なM＆Aに入ることができず破談に終わってしまいます。条件交渉と言っても、自分が勝つためのものではありません。M＆Aでは相互信頼がとても重要ですし、交渉はお互いが Win-Win の関係となるためのものです。基本的なこととして、信頼関係を構築することが最も重要であり、契約締結を実現するための前向きな話し合いをいかに誠実に進めていくかがポイントとなります。相互の利害対立を解消するためには、相手の立場に立って考える姿勢を保ち、自分

と相手のメリットとゴール（目標）が一致する方法を考えることが必要です。

条件交渉では、対象先とトップ面談をして事前情報で不足している点についてヒアリングを行ったり、現地訪問をしてその様子を確認したりして、すり合わせをします。こういった調整は、当事者同士のみで行うことが難しいため、M＆Aアドバイザーに依頼するメリットが大きいところです。

・基本合意の締結

条件交渉の結果、買い手候補が契約の締結に進みたいと希望した場合、売り手に意向表明書を提出します。売り手は意向表明書を受け取ったら、その内容を見て、先の段階に進むべきかどうかを検討します。複数の買い手候補から意向表明書が提出されたら、その中からより良い相手を選別し、再面談を行うことなどもあります。このようにして、売り手と買い手の意向が一致すると、基本的な合意事項について契約を締結します。

基本合意書は、文字通り、基本的な事項について確認をする契約書であり、法的拘束力を持たないことを明記することもあります。基本合意を締結する目的は、合意内容を明確化すること、および心理的・道義的な拘束力を発生させるためです。いったん合意が成立した以上、お互いに簡単には撤回しなくなります。また、基本合意書によってスケジュールが明確化されるため、行動計画を立てやすくなる効果もあります。

基本合意を締結すると、買い手に独占交渉権が認められるため、契約期間に売り手はその買い手以外とは交渉をしたり売却することができなくなります。これは、買い手にとってはメリットですが、売り手にとっては対象先を狭める結果になりますので慎重な判断が必要です。しかし、次のステップへ進めるためには避けて通ることはできません。

・デューデリジェンスの実施

基本合意締結後、買い手のコスト負担により売り手に対するデューデリジェンスを実施します。財務DDと法務DDがデューデリジェンスの代表格ですが、ビジネスDD、税務DD、環境DD、IT DDなどを行うこともあります（「第3章 2－② デューデリジェンスの種類と関与する専門家」参照）。

デューデリジェンスの目的は、売り手の価値を把握することです。売り手の財務諸表などの資料を調査分析し、現地で経営実態を確認することにより、売り手の価値や株価の評価を検討して、対価の計算資料とします。さらには、売り手が所有する不動産の時価評価や棚卸資産の評価（不良在庫がないかどうか）、未回収の売掛金、決算の適正さや退職金の金額、営業権の評価、簿外債務なども調査します。

また、対象先の労務実態を把握することも大切です。人（従業員）は、企業の財産で

すから、M＆Aを行うときにも、人の評価が重要です。現地に行って何日か調査すると、相手企業における「人」が見えてくるものです。従業員の士気や業務に取り組む態度を確認して、M＆A後の処遇や活用方法を検討しましょう。

　さらに、デューデリジェンスによって、M＆Aによるシナジー効果を検証することも重要です。シナジー効果とは相乗効果のことであり、買収によって得られるより大きな利益のことを指します。デューデリジェンスを実施する際には、売り手の問題点を抽出する内容であっても、あらさがしをする姿勢ではなく、M＆A実施後にシナジー効果を上げるためには、いかに改善していくべきかという発想で臨みましょう（「第2章　1－⑤　M＆Aに期待されるシナジー効果とは？」参照）。

○デューデリジェンスの手順
　デューデリジェンスには、財務DDや法務DDなどいろいろな種類があるため、段取りよく進めていく必要があります。デューデリジェンスの基本的な手順は、守秘義務契約の締結→デューデリジェンス実施計画書の作成→デューデリジェンスの実施という流れとなります。

　最初に売り手と買い手の間で守秘義務契約を締結します。デューデリジェンスによって売り手の重要な経営情報が明らかになるからです。続いて、デューデリジェンス実施計画書を作成します。デューデリジェンスの際には、財務面や法務面、税務面、環境面などさまざまな角度から売り手を総合的に調査しなければならず、計画を立てて実施していく必要がありますので、複雑な案件ではデューデリジェンス実施計画書が必要になります。デューデリジェンス実施計画書によって、いつからいつまで（調査期間）、誰が（調査担当者）、何を（調査対象）、どこで（調査場所）、どのように調べるのか（調査方法）を明確にします。デューデリジェンス実施計画書を作成する際には、デューデリジェンスを依頼する公認会計士や弁護士などとの事前打ち合わせが重要となります。

　デューデリジェンス実施計画書が作成できたら、デューデリジェンスを実施します。デューデリジェンスによる調査が終了すれば、それぞれの担当者からデューデリジェンス報告書（DDレポート）が提出されます。財務DDであれば公認会計士や監査法人から、法務DDであれば弁護士から提出されます。また、複雑な案件でデューデリジェンスが長びく場合には、中間報告書が提出されることもあります。

・最終譲渡契約の締結
　デューデリジェンスが終了し、売り手と買い手の双方がM＆Aを実行する意思を固めたら、最終譲渡契約を締結します。M＆Aアドバイザーに仲介を依頼している場合には、M＆Aアドバイザーがたたき台を作成してくれるため、それに対し必要に応じて加

筆や修正を加えることにより、比較的簡単に作成できます。

　最終譲渡契約書には、取引対象の特定と売買の合意や期日などを盛り込みます。取引対象とは事業や株式そしてその数量などのことであり、これらについての譲渡金額や支払い方法も定めます。さらには、Ｍ＆Ａの契約に際して開示した内容が事実であることを表明し、保証する項目を盛り込みます。クロージングに際して条件を課している場合には、条件が履行されない限りクロージング（決済）しないという条項を入れます。また、クロージング前後において、売り手の営業（運営）内容に制約を盛り込む場合もあります。

・クロージング

　最終譲渡契約書に売り手と買い手の双方が署名押印をしたら、クロージング（決済）を行います。クロージングとは、売り手が対象を買い手に引き渡し、買い手が譲渡金額を売り手に支払う最終決済のことです。クロージングの日付は、最終譲渡契約の締結から１ヶ月以内に設定されることが一般的ですが、規模によっては最終譲渡契約締結と同時にクロージングを行う案件もあります。クロージングは、売り手または買い手の事務所、金融機関などで行われます。Ｍ＆Ａアドバイザーの事務所で行うのも秘密保持の観点から安心でしょう。

⑦Ｍ＆Ａアドバイザーを探す方法は？

　これまで述べてきたように、Ｍ＆Ａを進める際には、専門家であるＭ＆Ａアドバイザーの存在が非常に重要です。自力でＭ＆Ａを進めることも可能ではありますが、非現実的です。たとえば、不動産の売買を行う際、不動産業者を介さずに自力で進める例は少ないでしょう。身近な不動産取引でさえ業者を介さないと難しいのですから、複雑かつ高額取引であり、非日常的なＭ＆Ａの場合はなおさらです。Ｍ＆Ａアドバイザーを探す方法は主に２つあります。１つは知人や取引先に紹介してもらう方法、もう１つはインターネットを使って探す方法です。

○知人や取引先に紹介してもらう方法

　過去にＭ＆Ａアドバイザーに相談した経験がある（Ｍ＆Ａアドバイザーの知り合いがいる）知人や取引先が周りにいることもあるでしょう。しかし、紹介の場合、そのＭ＆Ａアドバイザーを気に入らなかったとしても、断りにくいというデメリットがあります。断ると、紹介者の顔をつぶしてしまうのではないかという意識がはたらくからです。何となく合わないと感じていても、継続して依頼することになりかねませんし、報

酬が高いと感じても交渉などがしづらいでしょう。

　また、知人や取引先から紹介される仲介業者はM＆Aアドバイザーではなく、税理士や経営コンサルタント、銀行かもしれませんが、それらの業種はM＆A全般における専門家ではないため、依頼先としてはあまりお勧めできません。

　確かに税理士や経営コンサルタントはとても勉強熱心であり、優秀な人が多いことは事実です。しかし、優秀な人であるほど本業が多忙です。本業ではないM＆Aの仲介に割く時間は限られますし、どうしても後回しになるかもしれません。その結果、いろいろな支障が生じるおそれがあります。税理士や経営コンサルタントに相談すれば、M＆Aの仲介を引き受けてくれることもあると思いますが、それは知人や顧問先の紹介は断りにくいだけでしょう。また、銀行などの金融機関にM＆Aの仲介を依頼することも考えられますが、金融機関は売り手の意向に従って行動してくれないことがありますし、守秘義務契約を締結しようとしても、担当者にその権限がないことがあります。よほど大きな企業でもない限り、銀行に仲介をしてもらうメリットは小さいと言えます。

○インターネットを使って探す方法
　インターネットで検索すると、M＆Aアドバイザーのホームページがたくさん出てきます。どれも似たり寄ったりに見えるかもしれませんが、M＆Aアドバイザーによっては、対象先の売上額や利益額、企業価値などで取り扱いを限定していたり、業種やエリアなどを限定していることがあるため、細かく確認する必要があります。ホームページに掲載されている情報を確認し、気になる業者に問い合わせをして、対応の良し悪しを見た上で実際に相談するかどうかを決めることになるでしょう。

　インターネットを使って探す場合、自分の目で選ぶことができますし、紹介者がいないため、気に入らないときは断りやすいというメリットがあります。ただし、良いM＆Aアドバイザーに巡り会えない（上手に探すことができない）というリスクは当然あります。自力でM＆Aアドバイザーを探すときには、自分のニーズに応えてくれそうか、得意分野や過去の実績はどうか、対応が良いかなどを勘案し、本当に信頼できるかどうかを見極めることが重要です。

2

Ｍ＆Ａにおいて企業や事業を
どのように評価するのか？

①なぜ価値評価が必要か

　Ｍ＆Ａを進めるとき、企業の価値評価（バリュエーション）を避けて通ることはできません。価値評価は、企業を「いくらで買えるのか」または「いくらで売れるのか」に直接かかわる重要事項です。「いくらで買える（売れる）か？」という成約の金額は、売り手と買い手との話し合いによって決定するため、最終的には「両者が納得した金額」ということになるのですが、その前提として「適正金額」としての価値評価額（企業評価額）が存在しているのです。

　価値評価額より大幅に高い金額で購入すると、買い手にとっては一般的には損をしていると言えます（ただし、個別の事情によっては、価値評価額を超える金額を支払ってでも対象先を買う価値があるケースもあります）。反対に大幅に安い金額で売ってしまったら、やはり売り手は損をしてしまうことになります。企業の価値評価額は、Ｍ＆Ａにおける売買代金決定の指針となる重要な数字です。

②価値評価が必要になる場面

　Ｍ＆Ａでは、さまざまなタイミングで企業の価値評価が必要になります。

　まず、Ｍ＆Ａアドバイザーに仲介を依頼して、守秘義務契約とファイナンシャル・アドバイザリー契約を締結する段階で価値評価が必要です。売り手がＭ＆Ａアドバイザーと相談して自ら評価額（売却希望金額）をつけることになります。売り手はどうしても

高めに設定してしまいがちですが、売り手の思い入れや希望だけで価値評価を主張しても買い手には通用しません。M＆Aを進めていくためには客観的な評価が不可欠です。

次に価値評価が問題になるのは、買い手が買取り希望金額を決定する場面です。買い手は、売り手が設定した売却希望金額をベースに買取り希望金額を設定します。その後、売り手と買い手が条件交渉することにより、実際の売買代金を決定していきます。こうした代金についての条件交渉は、売り手と買い手の利害が完全に対立する場面ですから、仲介に入るM＆Aアドバイザーにうまく調整をしてもらう必要があります。

条件交渉を終えると、買い手は買取り希望金額を意向表明書に記載して、売り手に提出します。ただ、この時点ではデューデリジェンス（企業価値を適切に評価するための調査活動）は実施されておらず、適正な評価ができないため、買い手が買取り希望金額を明確に設定できないことがあります。その場合、意向表明書には○○円～○○円という幅を持った記載にすることも検討します。

譲渡金額を最終決定するのは、デューデリジェンスが終わった後です。デューデリジェンスによって売り手のかなり詳細な情報が買い手に提供され、さまざまな角度から価値評価が行われますので、この時点で適正な価値評価が可能になります。意向表明書の段階で幅を持った記載にしていた場合も、この時点で最終的な譲渡金額を決定します。

このように、企業の価値評価は、M＆Aの初期段階から最終段階に至る各場面において金額決定の基準になる非常に重要な作業です。

③企業価値とは

価値評価では企業価値を計りますが、企業価値とはそもそも何を指すのでしょうか？

1つの回答としては、有形資産と無形資産の合計と言えます。有形資産とは、決算書で資産計上されているものです。たとえば不動産や現金、預貯金などの具体的な資産を指します。無形資産とは、企業規模やブランド価値、取得している特許や技術、これまで培ってきた実績や社会からの信頼、市場性や将来性、人的資源など、目に見えない価値のことです。有形資産と無形資産を合わせたものが、本当の企業価値と言えるでしょう。

④価値評価：代表的な３つの方法

価値評価は主に**表1-3**にあげた３つの方法で行われます。

第1章　動物病院のM＆Aの流れと各段階における検討事項

表1-3 価値評価：代表的な3つの方法

コストアプローチ	企業が保有している資産をベースに価値評価を算出する。簡単でわかりやすいためM＆Aで利用されることが多い方法。ただし、無形資産の評価が行われていないため、現在の企業の適正価値というよりも、企業の資産をすべて売却したときの精算価値を明らかにしたものと言える
マーケットアプローチ	評価対象となっている企業と類似する業種やその案件に類似する取引と比較して価値評価を算定する方法。動物病院のM＆Aにおいては比較対象がほぼないため、この方法を用いることは現実的に難しい
インカムアプローチ	企業が将来生み出す利益をもとに価値評価を計る方法。収益還元法またはディスカウントキャッシュフロー法と言われる。将来を正確に予測することは困難であり、判断が恣意的になりやすいという欠点がある

・コストアプローチ

　コストアプローチは、評価対象となっている企業が保有する資産を再度構築する場合に必要となるコストに注目した方法です。具体的には、企業が保有している資産をベースに価値評価を算出します。非常に簡単でわかりやすいため、M＆Aにおいて利用されることが多い方法です。

　コストアプローチの代表的な方法は、簿価純資産法です。簿価純資産法では、帳簿資産合計額が企業価値です。貸借対照表（BS）の資産科目に注目し、そこから負債を引くだけなので、非常に単純で計算が簡単です。ただし、簿価が正しく資産価値を表しているとは必ずしも言えないため、正確な数値が反映されない可能性があります。

　コストアプローチの2つ目の方法として、時価純資産法があります。時価純資産法とは、貸借対照表の簿価を時価に修正すると考えれば、理解しやすいかもしれません。かなり昔に取得した土地や建物などの固定資産は時価評価されていないケースが多いなど、貸借対照表上の純資産が実態とは異なるケースも多いため、時価による評価額を精査し、計算します。資産を再評価しなおすことにより、客観性を保つことができるため、売り手と買い手の双方が受け入れやすいですし、資産を多く保有している企業の場合には、適正な価値を把握しやすいというメリットがあります。ただ、この方法は、現在存在する個別の資産の評価のみを前提にしているため、将来にわたって企業が存続し、事業を継続することが考慮されていないことが問題です。

　コストアプローチによって得られる数値は、無形資産の評価が行われていないため、現在の企業の適正価値というよりも、企業の資産をすべて売却したときの精算価値を明らかにしたものと言えます。

・マーケットアプローチ

　マーケットアプローチは、評価対象となっている企業と類似する業種やその案件に類

25

似する取引と比較して価値評価を算定する方法です。上場（公開）している類似企業の株価と比較することもあり、その場合は類似公開企業比較法とも呼ばれます。過去の取引事例など客観的な数値を使用するため、当事者間で認識のずれが生じにくいというメリットがあり、比較的簡単に価値評価が算定できます。

ただし、M＆Aは不動産取引のように類似事例がたくさんあるわけではなく、情報の蓄積が十分ではありません。特に動物病院のM＆Aは事例が多いとは言えず、つまり相場が形成されていないため、参考になる取引を探すことがそもそも困難です。また、上場（公開）している類似企業の株価と比較するにも、動物病院においては比較対象が極端に限られますし、ほとんどの場合、規模もまったく異なりますので、動物病院のM＆Aにおいて類似公開企業比較法を用いることは現実的に難しいと言えるでしょう。

・インカムアプローチ

インカムアプローチは、企業が将来生み出す利益（キャッシュフロー）をもとに価値評価を計る方法です。実現可能性の高い事業計画を立てた上で、それによって生み出される利益を計算し、何年で投資回収ができるかを基準に計算します。収益還元法またはディスカウントキャッシュフロー法（DCF法）と言われます。

将来得られる収益を基準にするため、M＆Aによって期待されるシナジー効果やバリューアップなどの評価を盛り込める点が大きなメリットです。また、インカムアプローチを用いるときには、事前に実現可能性の高い事業計画を立てる必要があります。M＆A実施前から具体的な計画を策定することができ、M＆A後にスムーズに事業運営を行っていける点もメリットと言えます。

次にデメリットについてですが、インカムアプローチは非常に論理的な評価方法だとされるものの、市場や経済は時々刻々と動いていくものです。将来得られる利益といっても現状を基準に考えるものであり、必ずしも計画通りに実現できるとは限りません。将来の利益を正確に予測することは困難であり、精度の高い計算は難しい点が問題です。また、計算方法が非常に複雑なため時間もコストもかかりますし、将来の損益予測や割引率の設定が恣意的になりやすいという問題もあります。

このように、価値評価には主に3つの方法がありますが、それぞれにメリットとデメリットがあり、どれが正解というものではありません。M＆Aアドバイザーからの助言を踏まえ、ケースに応じて最も適切と考えられる方法を選択して価値評価を行いましょう。

$$\boxed{\begin{array}{c}\text{純資産合計}\\ \text{(貸借対照表)}\end{array}} + \boxed{\begin{array}{c}\text{実質営業利益の 1 ～ 5 年分}\\ \text{(実質営業利益＝経常利益＋修正営業利益)}\end{array}} = \boxed{\text{価値評価}}$$

図1-4 簡易な価値評価方法

⑤中小・小規模企業に用いる簡易な価値評価方法

　価値評価の算定法はさまざまですが、中小・小規模企業がM＆Aを行う際に利用しやすい簡易な方法があります。それは、時価純資産法の一方法で、企業の純資産合計に実質営業利益の1～5年分を足す方式です（**図1-4**）。

○価値評価（評価計算）の具体例
　（1）直前期の決算報告書を手元に用意します。
　（2）貸借対照表（BS）の右下の純資産合計を確認します（**図1-5**）。純資産合計は4,500万円です。
　（3）損益計算書（PL）の経常利益を確認します（**図1-6**）。経常利益は812万円です。
　（4）販売費および一般管理費内訳書を確認します（**図1-7**）。販売費および一般管理費内訳書のなかの役員報酬から労働対価額を引いた金額と、減価償却費、接待交際費の合計額を計算します。役員報酬のうち労働対価部分については、ケースごとの算定が必要です。この合計額を修正営業利益と言います。ここでは役員報酬額1,800万円、うち労働対価額500万円、減価償却費125万円、接待交際費600万円とします。すなわち、修正営業利益の金額は、［1,800万円（役員報酬額）－500万円（労働対価額）＋125万円（減価償却費）＋600万円（接待交際費）＝2,025万円（修正営業利益）］となります。
　（5）「経常利益（3）＋修正営業利益（4）」の金額が「実質営業利益」となります。この例では［812万円（経常利益）＋2,025万円（修正営業利益）＝2,837万円（実質営業利益）］となります。
　（6）**図1-4**に示した簡易な価値評価方法（純資産合計＋実質営業利益の1～5年分）に当てはめます。4,500万円（純資産合計）＋［2,837万円（実質営業利益）×3（年分）］＝1億3,011万円。これが簡易な方法で導き出された価値評価となります。

貸借対照表

（平成＿年＿月＿日 現在）

株式会社　XXX　　　　　　　　　　　　　　　　　　　　　　　　単位：円

資　　産　　の　　部		負　　債　　の　　部	
【　流　動　資　産　】	58,000,000	【　流　動　負　債　】	15,000,000
現　金　及　び　預　金	50,000,000	支　　払　　手　　形	
売　　　掛　　　金	4,000,000	買　　　掛　　　金	3,000,000
商　　　　　品	2,000,000	短　期　借　入　金	10,000,000
有　価　証　券		預　　　り　　　金	
未　　　収　　　金	2,000,000	未　　　払　　　金	500,000
立　　　替　　　金		未　払　法　人　税　等	1,500,000
【　有　形　固　定　資　産　】	30,000,000	【　固　定　負　債　】	40,000,000
建　物　付　属　設　備	10,000,000	社　　　　　債	
工　具　器　具　備　品	20,000,000	長　期　借　入　金	40,000,000
		負　債　合　計	55,000,000
【　無　形　固　定　資　産　】	1,000,000	純　　資　　産　　の　　部	
ソ　フ　ト　ウ　ェ　ア	1,000,000	【　株　主　資　本　】	45,000,000
		資　　　本　　　金	10,000,000
【　投資その他の資産　】	7,000,000	資　　本　　剰　　余　　金	
投　資　有　価　証　券		利　　益　　剰　　余　　金	35,000,000
関　係　会　社　株　式			
保　険　積　立　金	7,000,000		
【　繰　延　資　産　】	4,000,000		
開　　　業　　　費			
そ　の　他　繰　延　資　産	4,000,000	純　資　産　合　計	45,000,000
資　　産　　合　　計	100,000,000	負　債　・　純　資　産　合　計	100,000,000

図1-5 貸借対照表（BS）

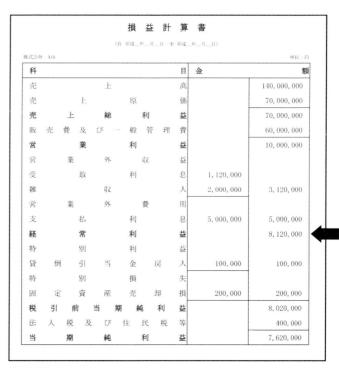

図1-6 損益計算書（PL）

```
              販　売　費　お　よ　び　一　般　管　理　費　内　訳　書

                        自　平成　　年　月　日
                        至　平成　　年　月　日
                                                              単位（円）
役　　　　員　　　　報　　　　酬                              18,000,000
従　　業　　員　　給　　与                                   20,000,000
法　　定　　福　　利　　費                                    2,600,000
厚　　　生　　　費                                              400,000
従　　業　　員　　賞　　与                                    6,000,000
役　　　員　　　賞　　　与                                            0
退　　職　　給　　付　　費　　用                                340,000
保　　　　険　　　　料                                          200,000
地　　　代　　　家　　　賃                                      800,000
通　　　　信　　　　費                                          100,000
水　　道　　光　　熱　　費                                      800,000
減　　価　　償　　却　　費                                    1,250,000
リ　　　　ー　　　　ス　　　　料                                250,000
業　　務　　委　　託　　費                                      100,000
外　　　注　　　費                                                    0
研　　究　　開　　発　　費                                            0
貸　倒　引　当　金　繰　入                                            0
貸　　倒　　損　　失                                                  0
消　　耗　　品　　費                                          1,000,000
租　　税　　公　　課                                          1,200,000
旅　　費　　交　　通　　費                                            0
広　　告　　宣　　伝　　費                                      250,000
接　　待　　交　　際　　費                                    6,000,000
支　　払　　手　　数　　料                                            0
諸　　　会　　　費                                              100,000
新　　聞　　図　　書　　費                                            0
会　　　議　　　費                                              250,000
寄　　　付　　　費                                                    0
車　　両　　費                                                  235,000
修　　　繕　　　費                                                    0
雑　　　　　　　　費                                            125,000
          販売費および一般管理費合計                         60,000,000
```

図1-7 販売費および一般管理費内訳書

○実質営業利益を何年分にするか

　示した具体例では、実質営業利益を３年分として計算しましたが、案件の具体的な状況によって乗じる年数を調整することになります。概ね下限は１年、上限は５年です。

　たとえば、経営者が体調を崩し、将来にわたる事業の継続が難しくなり、直近から売上額の減少に直面せざるを得ないといったケースでは、譲渡を急がなければなりません。譲渡が実現できなければ、道は廃業しかないからです。このような案件では、１年分程度の実質営業利益でしか評価されない可能性が高くなります。

　反対に、売り手の経営者が若くて元気なため譲渡を急ぐ必要がなく、事業が堅調に成

長を続けているようなケースでは、5年分程度の実質営業利益を価値評価に盛り込むことがあります。シナジー効果を期待する買い手にとっては、「どうしても買いたい」という魅力ある案件だからです。

　以上のように、企業の価値評価はM＆Aの骨子となる重要な要素です。信頼できる専門家に相談しながら適正な評価を行うことで、M＆Aを成功に導くことができるでしょう。

3

Ｍ＆Ａの検討段階で
重要なポイント

①Ｍ＆Ａの３つの段階

　Ｍ＆Ａを進めるときには、たくさんのプロセスが必要になりますが、その段階は大きく３つに分かれます。検討段階に始まり、次に交渉段階に移り、最後が契約段階です（**図1-8**）。検討段階では、当事者（となるもの）は互いに情報収集を行い、Ｍ＆Ａアドバイザーを選定し、対象先を選び、対象先の情報を集めて、先の段階に進むべきかどうかを検討します。交渉段階では、トップ面談を行い、買い手が売り手に意向表明書を提出します。契約段階では意向表明書を受けた売り手が買い手を決定して、基本合意を締結します。そして、デューデリジェンスを実施して最終提案を行い、合意に至れば最終譲渡契約を締結します。

　それぞれの段階において押さえておくべきことがありますが、まずは検討段階での重要なポイントを確認していきます。

②ノンネームシートとは

　買い手が、買収を進めるかどうかを検討するためには、売り手に関する資料が必要です。ところが初期段階では守秘義務契約が締結されていないため、売り手の具体的な資料は開示されません。まだ契約するともしないともまったくわからない段階で、売り手の内部資料を提示すると、社内外に秘密が漏れて、売り手の組織内に動揺が生じてしまいますし、取引先からも無用な憶測をされるおそれなどがあるため、これは当然のこと

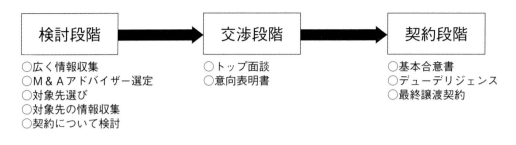

図1-8 M＆Aの3つの段階

です。

そこで利用されるのがノンネームシートと呼ばれる書類です。ノンネームシートとは、具体的な企業名（事業者名）を記載せず、案件の簡単な概要のみを記載した書類です。通常、A4用紙1枚におさまる程度の情報が記載されています（**図1-9**）。

買い手は、ノンネームシートの内容を見て、M＆Aを前向きに検討するかどうかを決定します。前向き検討の方針が固まったら守秘義務契約を締結します。守秘義務契約を締結して初めて対象先の企業名（事業者名）を含む具体的な資料開示を受けることができます。この資料開示により対象先の名称がわかりますので、開示された資料の内容やホームページの情報などから具体的に案件を検討し、先の段階に進むかどうかを決定することができます。

このように、守秘義務契約を締結して詳細資料開示を受けることを、ネームクリアと言います。売り手の名称がクリア（Clear）されるためです。

③ノンネームシートの記載内容

ノンネームシートには、以下のような情報が記載されています（**図1-9**）。

・案件名

案件名とはタイトルのようなものです。たとえば、神奈川県動物病院案件などと書かれています。

・企業情報

次に企業情報が記載されます。本社と業務内容、従業員数などです。
対象先が特定されないよう

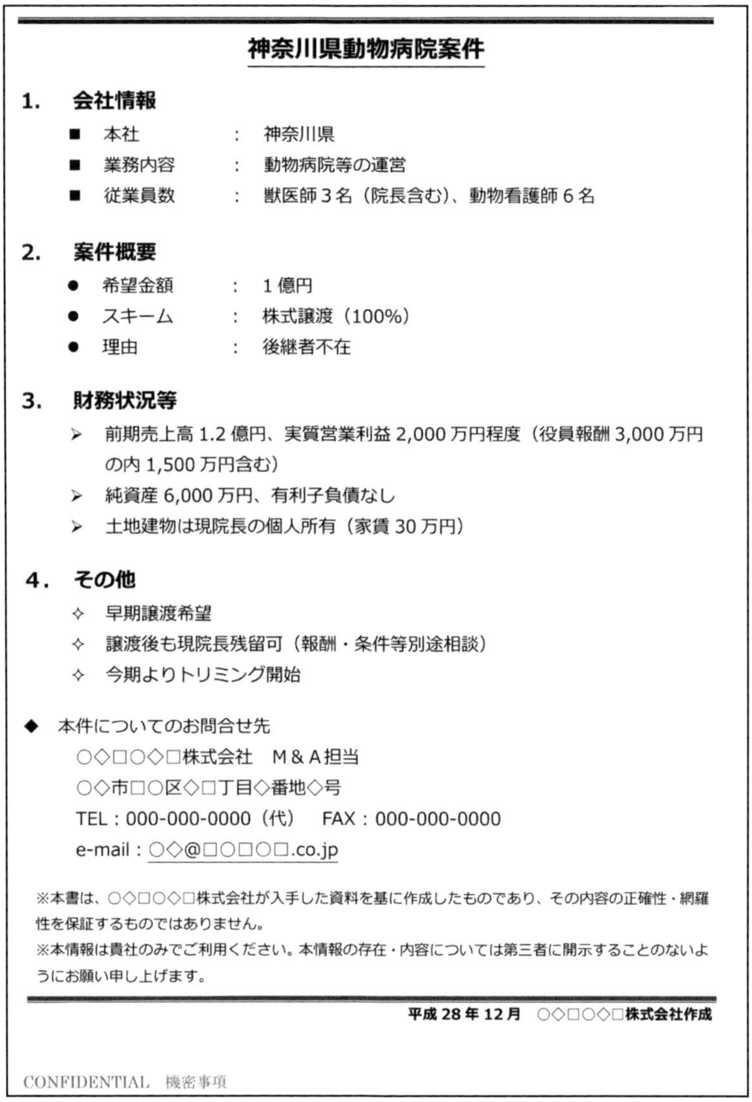

第1章　動物病院のM＆Aの流れと各段階における検討事項

神奈川県動物病院案件

1.　会社情報
- ■　本社　　　　　：　神奈川県
- ■　業務内容　　　：　動物病院等の運営
- ■　従業員数　　　：　獣医師3名（院長含む）、動物看護師6名

2.　案件概要
- ●　希望金額　　　：　1億円
- ●　スキーム　　　：　株式譲渡（100%）
- ●　理由　　　　　：　後継者不在

3.　財務状況等
- ➤　前期売上高1.2億円、実質営業利益2,000万円程度（役員報酬3,000万円の内1,500万円含む）
- ➤　純資産6,000万円、有利子負債なし
- ➤　土地建物は現院長の個人所有（家賃30万円）

4．　その他
- ✧　早期譲渡希望
- ✧　譲渡後も現院長残留可（報酬・条件等別途相談）
- ✧　今期よりトリミング開始

◆　本件についてのお問合せ先
　　○◇□○◇□株式会社　M＆A担当
　　○◇市□○区◇□丁目◇番地◇号
　　TEL：000-000-0000（代）　FAX：000-000-0000
　　e-mail：○◇@□○□○□.co.jp

※本書は、○◇□○◇□株式会社が入手した資料を基に作成したものであり、その内容の正確性・網羅性を保証するものではありません。
※本情報は貴社のみでご利用ください。本情報の存在・内容については第三者に開示することのないようにお願い申し上げます。

平成28年12月　○◇□○◇□株式会社作成

CONFIDENTIAL　機密事項

図1-9　ノンネームシート
売り手が特定できない程度の情報が開示され、買い手候補がある程度検討することが可能な資料。通常は1枚で作成される

・本社：神奈川県

・業務内容：動物病院等の運営

・従業員数：獣医師3名（院長含む）、動物看護師6名

などが記載されます。

・案件概要

案件概要には、売り手の希望金額やスキーム、M＆Aを希望する理由などが記載されます。たとえば

・希望金額：1億円

・スキーム：株式譲渡（100％）

・理由：後継者不在

などが記載されます。

・財務状況等

財務状況には、売上額や実質営業利益、純資産額や所有不動産などが記載されます。たとえば

・前期売上額 1.2 億円、実質営業利益 2,000 万円程度（役員報酬 3,000 万円のうち 1,500 万円含む）

・純資産 6,000 万円、有利子負債なし

・土地建物は現院長の個人所有（家賃 30 万円）

などが記載されます。

・その他

その他には、案件ごとの個別の事情が記載されます。たとえば

・早期譲渡希望

・譲渡後も現院長残留可（報酬・条件等別途相談）

・今期よりトリミング開始

などが記載されます。

・本件についての問い合わせ先

最後に、対象案件についての問い合わせ先が記載されます。問い合わせ先は、売り手が依頼しているM＆Aアドバイザーとなるのが普通です。そして、そのシートが作成された日付が明記されます。

④ノンネームシートの見方

ノンネームシートはA4用紙1枚程度の資料ですから、「これだけの情報量でM＆Aを進めるべきかどうか、本当に検討できるのか？」と疑問を持つかもしれませんが、検討の初期段階では、さほど多くの情報が必要なわけではありません。

具体的には、5W1Hに注目して検討します。

いつ（When）、どこで（Where）、だれが（Who）、なにを（What）、なぜ（Why）、どのように（How）を確認していきます。

図1-9で例示した案件では、いつ（When）は、ノンネームシートの作成日ですから平成28年12月です。次に、どこで（Where）ですが、神奈川県の案件だと示されています。だれが（Who）については売り手＝動物病院の経営者もしくは法人であり、なにを（What）については、前期売上額1.2億円で実質営業利益2,000万円程度、純資産6,000万円で有利子負債がない動物病院の事業が対象であることがわかります。なぜ（Why）は、後継者不在です。どのように（How）は、早期に株式譲渡の方法でと記載されています。

他にも読み取れる情報があります。役員報酬3,000万円のうち1,500万円が純然たる役員報酬部分になっているので、年収1,500万円に見合う経験や技術を持った経営者が求められていることがわかります。また、「現院長残留可」とわざわざ書かれていることから、現院長がM＆A後も動物病院とのかかわりを継続したいか、もしくはある程度の引き継ぎ期間を設けることが可能であることがわかります。さらに、最近トリミング事業を始めたことからすると、将来を考えて積極的に事業展開をしていることもわかります。

A4用紙1枚からこれだけ多くの情報を得ることができるのです。案件を前向きに進めるかどうかの検討には十分だと言えるでしょう。

⑤案件概要書とは

M＆Aの検討段階における重要書類に案件概要書があります。案件概要書は多くの場合、買い手がノンネームシートの内容を見て、契約に向けて前向きに進めたいと意思表明をして、ネームクリアを受けた段階で交付されます。案件概要書には対象先の名称を含めた詳細な情報が記載されています。買い手は案件概要書の情報を参考にして、M＆Aをさらに進めるべきかどうかを検討できます。

案件概要書には、以下の内容が記載されます。
・企業名
・企業の沿革
・事業内容（商品やサービス名）と事業の流れ
・強みや弱み、機会や脅威*

---

*いわゆる「SWOT分析」のこと。SWOT分析とは企業の分析方法の1つで、S（Strength：強み）、W（Weakness：弱み）、O（Opportunity：機会）、T（Threat：脅威）の4つの観点から企業の外部環境や内部環境を分析し、評価する方法。

・キーパーソンとその役割

・主要仕入れ先、主要取引先

・過去3カ年程度の財務状況を比較することができる資料

・その他の補足事項

これらの詳細情報を見て、買い手が対象先に関心を持ち、より先に進めたいと考えるのであれば、トップ面談や意向表明へと手続きを進めていくことになります。

ただし、動物病院のM＆Aで案件概要書の開示が必要とされるのは、一定以上の大規模な案件に限られます。一般的な動物病院のM＆Aは、M＆Aのなかでは取引内容がさほど複雑ではありませんし、異業種からの進出が少ないこともあって、案件概要書がなくても概要は理解しやすいからです。そのため、案件概要書開示の段階を省略して、決算書などの詳細資料の開示に進むことが多くなります。

⑥動物病院のM＆Aで利用されるスキーム

M＆Aの最終検討段階では、M＆Aの方法と契約当事者について意識しておく必要があります。契約当事者を理解していないと、致命的なミスを犯してM＆Aが失敗し、すべての労力が水泡に帰すこともあるので、注意が必要です。

M＆Aのスキームはいろいろありますが、株式譲渡または事業譲渡が代表的です（**表1-4**）。特に中小・小規模企業のM＆Aにおいてはほとんどの場合、この2つのうちのどちらかを選ぶことになります。動物病院のM＆Aでも同様です。

M＆Aのスキームには他にも、株式交換や合併、第三者割当増資、会社分割などの方法がありますが、私は動物病院のM＆Aにおいてこうした取引方法を提案したことがありません。動物病院のM＆Aでは案件の規模がさほど大きくないため、ほとんどの場合、複雑なスキームを利用する必要がないためです。

○株式譲渡とは

株式譲渡とは売り手の株式を買い手に売る方法です。株式を売却するため、株式の価値評価が必要です。株式を全部譲渡することも、一部譲渡することも可能です。全部譲渡したら動物病院の経営権全体を譲渡することになり、一部譲渡なら売り手と買い手が共同経営者の状態になります。M＆Aの実務上、最も多い取引形態であると言っても過言ではありません。ただし、売り手が株式会社や特例有限会社であることが前提となります。

第1章　動物病院のM＆Aの流れと各段階における検討事項

表1-4　株式譲渡と事業譲渡

株式譲渡	売り手の株式を買い手に売る方法。株式を売却するため、株式の価値評価が必要。株式を全部譲渡することも、一部譲渡することも可能。全部譲渡したら動物病院の経営権全体を譲渡することになり、一部譲渡なら売り手と買い手が共同経営者の状態になる。M＆Aの実務上、最も多い取引形態。売り手が株式会社や特例有限会社であることが前提
株式譲渡のメリット	株式の所有者が代わるだけなので、法人（売り手）の契約上の地位が引き継がれ、M＆Aに伴う事務的な作業負担が大きく軽減される。また、事業譲渡と比べると一般的に税率が低くなるため、同じ金額で売却したとしても、売り手の手元に残る金額が大きくなる
株式譲渡のデメリット	財務諸表から明確にならない簿外債務や債務保証、未払債務が買い手に引き継がれてしまうおそれがある
事業譲渡	事業そのものを買い手に売却する方法。事業を全部譲渡することも、一部譲渡することも可能。一部譲渡したときには、譲渡した事業は買い手が担い、譲渡しなかった事業は売り手が担うことになる
事業譲渡のメリット	個々の事業を譲渡することが可能なため、譲渡の対象にならなかったものが引き継がれることはない。つまり、簿外債務や債務保証、未払債務が引き継がれる心配がない。また、たとえば動物病院経営と不動産業を行っている場合には、動物病院経営のみを買い手に譲渡して、不動産業はそのまま継続することができるなど、フレキシブルな対応も可能
事業譲渡のデメリット	契約の当事者を買い手に変更する必要があるため、事務的な作業負担が大きくなる。たとえば、動物病院がテナント物件を借りている場合、買い手に契約当事者を変更しなければならない。従業員がいる場合には、全員との間で労働契約の再締結が必要。場合によっては株主総会における特別決議が必要となるなど、続きが非常に煩雑。さらに、対象企業に繰越損失がない場合、株式譲渡と比べると税率が高くなることが一般的で、売り手の手元に残る金額が少なくなる

○株式譲渡のメリット

　株式譲渡が選ばれるのは、手続きが非常にシンプルで事務的な作業負担が少ないためです。株式の所有者が代わるだけなので、原則として法人（売り手）の契約上の地位が引き継がれます。契約上の地位が引き継がれるということは、取引先との再契約や契約名義の変更といった手続きが不要です。たとえば、動物病院がテナント物件を借りている場合、賃貸借契約を更改する必要がありませんし、従業員などとの労働契約も締結し直す必要がありません。すなわち、M＆Aに伴う事務的な負担が大きく軽減されます。また、事業譲渡と比べると一般的に税率が低くなりますので、同じ金額で売却したとしても、売り手の手元に残る金額が大きくなります。

○株式譲渡のデメリット

　株式譲渡にはデメリットもあります。それは、財務諸表から明確にならない簿外債務や債務保証、未払債務（残業代未払のケースなど）が買い手に引き継がれてしまうおそ

れがあることです。株式譲渡の場合、株主が交代するだけなので、法人としての契約当事者の地位に変更はありません。そこで、元の法人が例にあげたような債務を負っている場合、新しい経営者が自動的にそれらを引き継ぐことになってしまいます。

○事業譲渡とは

　事業譲渡とは事業のみを買い手に売却する方法です。事業を全部譲渡することも、一部譲渡することも可能です。一部譲渡では、譲渡した事業は買い手が担い、譲渡しなかった事業は売り手が引き続き担うことになります。

○事業譲渡のメリット

　個々の事業を譲渡することが可能なため、譲渡の対象にならなかったものが引き継がれることはありません。つまり、簿外債務や債務保証、未払債務が引き継がれる心配がない点がメリットです。また、たとえば動物病院経営と不動産業を行っている場合には、動物病院経営のみを買い手に譲渡して、不動産業はそのまま継続することができるなど、フレキシブルな対応も可能です。このように、事業譲渡には一定のメリットがありますし、動物病院のM＆Aでは、複雑な契約関係が少ないことなどもあって、かなりの頻度で利用されています。

○事業譲渡のデメリット

　事業譲渡にはデメリットもあります。それは、事務的な作業負担が大きくなりがちだということです。事業譲渡を行う場合、契約の当事者を買い手に変更する必要があります。たとえば、動物病院がテナント物件を借りている場合、買い手に契約当事者を変更しなければならないため、賃貸人の承諾を得て再契約しなければなりません。従業員がいる場合には、全員との間で労働契約の再締結が必要です。また、場合によっては株主総会における特別決議が必要となるなど手続きが非常に煩雑です。さらに、対象企業に繰越損失がない場合、株式譲渡と比べると税率が高くなることが一般的で、売り手の手元に残る金額が少なくなるのもデメリットになります。そのため一般的なM＆Aにおいては、事業譲渡が採用されることは少ないのが実際です。

○それぞれの契約当事者は？

　株式譲渡と事業譲渡、それぞれのケースで誰が契約当事者になるのかということも意識しておく必要があります。

　買い手の契約当事者は、動物病院の買取りを希望している法人または個人ですからシンプルです。株式譲渡の場合でも事業譲渡の場合でも同じです。

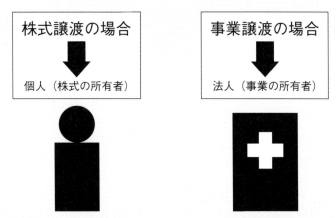

図1-10 売り手の契約当事者は？

問題になるのは、売り手の契約当事者です（図1-10）。

株式譲渡の場合、売り手の契約当事者は一般的に株主である動物病院の院長個人となります。株式譲渡では、株式を所有している個人（株式の所有者）が売り手の契約当事者となるためです。

一方、事業譲渡では、売り手の契約当事者は動物病院を経営している法人となります。事業譲渡では、事業そのものを売却するため、売り手の契約当事者は事業の所有者です。法人が動物病院を経営しているのであれば、事業の所有者は法人となります。院長個人ではありません。

このように、株式譲渡と事業譲渡では、売り手の契約当事者が異なります。契約当事者を間違えると大変なリスクにさらされますので、M&Aを進めるに際してはくれぐれも注意し、契約当事者を常に意識しておかなければなりません。

○契約当事者を間違えるとどうなるか？

契約当事者を間違えるとどういった問題が生じるのか、私が実際に体験したエピソードも交えて見ていきます。

あるとき、動物病院の譲渡を検討されている院長から連絡がありました。「動物病院のM&Aについて実績があるというコンサルティング会社に仲介を依頼していたが、条件などに納得できないため譲渡を見送った。仕切り直したい」という相談でした。すぐに面談し、これまでの経緯などを聞くとともに、以前の契約書を拝見し、気づいた点への指摘とともに改善の提案を行いました。その指摘事項の1つに最終譲渡契約書におけ

る契約当事者の間違いが含まれていたのです。最終譲渡契約書は、以前のコンサルティング会社が作成したものとのことですが、専門家として絶対に犯してはならない初歩的で致命的なミスと言わざるを得ません。この事例では、売り手が契約を見送ったため大きな問題にはなりませんでした。しかし、契約に進んでいたら、とんでもない事態になった可能性があります。なぜなら、契約当事者が違うということは、その契約当事者に関して取り決めた内容が何の効力も示さなくなる可能性があるからです。

　たとえば事業譲渡において、売り手の本当の契約当事者は法人（動物病院）であるにもかかわらず、個人（院長）が契約当事者として最終譲渡契約書に記載されていたらどうなるでしょうか？　契約当事者ではない個人（院長）に事業譲渡を請求しなければならなくなります。しかし、実際には事業の所有者は法人（動物病院）ですから、個人（院長）にいくら請求したとしても買い手は譲渡を受けることができません。契約当事者を間違えると、必要な株式や営業用資産の譲渡を受けられなくなったり、代金を請求できなくなったりするおそれがあるのです。もちろんコンサルティング会社の過失ですから、損害賠償請求を行うか、双方で話し合い、契約を締結し直すなどの対処は可能ですが、大変なトラブルに発展してしまうリスクにさらされる可能性は否定できません。

　そのような重大な問題が起こらないよう、当初から契約当事者を意識して、間違いのないように手続きを進めていくことは非常に重要です。

4

Ｍ＆Ａで重要な交渉段階と契約段階

①Ｍ＆Ａで重要なのは交渉と契約

　前節では、Ｍ＆Ａの３つの段階（検討段階、交渉段階、契約段階）のうち第１段階の検討段階におけるポイントを解説しましたが、その次の交渉段階がＭ＆Ａにおける最重要ポイントと言っても過言ではありません。

　交渉が不調に終わると、Ｍ＆Ａの実現がそもそも不可能になります。また、交渉に失敗すれば、不利益な条件で契約することにつながり、将来に要らぬリスクを抱えてしまうおそれが生じます。反対に、交渉が成功すれば、買い手は当初の目的に沿ったＭ＆Ａを実現できますし、予想以上のシナジー効果によって事業を大きく発展できることもあるでしょう。売り手の場合には、良い条件で動物病院を買い取ってもらい、思い入れのある動物病院を残すことができて、リタイア後の生活を豊かに過ごし、名誉職として名前を残してもらったりすることも可能です。

　引き続いて重要なのが契約段階です。Ｍ＆Ａの契約には、基本合意書と最終譲渡契約書があり、それぞれ締結する場面も役割もまったく異なりますが、注意点として、その契約の内容いかんでＭ＆Ａの結果がまったく変わってきます。契約書の中に非専門家では気づかない一文を含まないことで後に大きな不利益が発生することがありますし、一文を含むことで不利益の回避につながることもあります。

　Ｍ＆Ａを生かすも殺すも交渉と契約次第ですので、交渉段階ならびに契約段階での重要なポイントについて順を追って解説していきます。

表1-5 交渉するときの心構え

相互の信頼関係があること	売り手と買い手候補が相互に「信頼できる相手だ」と確信できることが必要。相手に対して疑念があったり「本当に進めても良いのだろうか?」と疑問を持っていたりすると、M&Aの交渉は失敗する
双方が「合意」に達するという共通の目標を持っていること	当事者双方が、「合意したい＝契約してM&Aを成功させたい」という共通の目標を持っていることが必要。合意内容は妥協によるものではなく、双方が満足できるものでなければならない
双方の希望内容がそれぞれ一方的ではないこと	自分の希望だけを一方的に押しつけるのでは交渉は成立しない。相手の希望を聞かず、自分の希望だけを主張するような態度では、契約に至ることは難しい

②交渉するときの心構え

　交渉という言葉から何を連想するでしょうか? 一般的には「敵対」「駆け引き」「狡猾」といった悪いイメージがあるかもしれません。しかし、こうしたマイナス方向ばかりが交渉ではなく、前向きな交渉もあります。

　たとえば、日常生活でも無意識のまま交渉して物事を取り決めています。交渉と表現すると少し大げさに感じるかもしれませんが、話し合いはすべて交渉とも言え、実は範囲がとても広いのです。夫婦間で家族旅行や週末のレジャーについて話し合うのも交渉です。子どもが玩具を手に入れるために、親にお金を出してほしいとお願いするのも交渉です。学生がサークルから勧誘を受けたとき、加入するかどうかを話し合うのも交渉です。

　このような前向きな交渉の場合、交渉相手といちいち対立関係になったり、「相手をだましてやろう」などと考えたりはしないでしょう。むしろ交渉相手と協調して話をまとめようとするはずです。M&Aの交渉においても同様に、「相手より優位に立ちたい」「だましてでも利益を得たい」といったマイナス方向の気持ちで臨んではいけません。

　M&Aで最も重要なことは「相互信頼」であると先に述べましたが(「第1章 1−④ M&Aで重要なことは相互信頼」参照)、それは交渉の場面にも通じることです。M&Aにおける交渉とは「信頼できる相手との合意を目的としたコミュニケーション」であり、交渉するときの心構えとしては**表1-5**に示した3点が重要になります。

・相互の信頼関係があること

　まずは、M&Aの交渉を進めようとしている当事者(売り手と買い手候補)が相互に「信頼できる相手だ」と確信できることが必要です。相手に対して疑念があったり「本当に進めても良いのだろうか?」と疑問を持っていたりすると、M&Aの交渉は失敗し

ます。

・双方が「合意」に達するという共通の目標を持っていること

当事者双方が、「合意したい＝契約してＭ＆Ａを成功させたい」という共通の目標を持っていることが必要です。また、合意内容は妥協によるものではなく、双方が満足できるものでなければなりません。

・双方の希望内容がそれぞれ一方的ではないこと

「合意したい」と熱望していても、自分の希望だけを一方的に押しつけるのでは交渉は成立しません。相手の希望を聞かず、自分の希望だけを主張するような態度では、相手に警戒されるだけであり、契約に至ることは難しくなるでしょう。

これらの心構えはすべて敵対とは相反するものです。Ｍ＆Ａの交渉を成功させるための最低限のこととして、常に心にとどめておきましょう。

③交渉のポイント

Ｍ＆Ａの交渉において重要なポイントは何でしょうか？

交渉のスタートラインは「自分（自社）が真に望んでいるものは何なのか」を明確にすることです。このようなことを聞くと、「そんなのは当たり前のことじゃないか。Ｍ＆Ａの最初の段階から決めているはずだ」と感じる人がいるかもしれません。しかし、実際に交渉を進める段階になると、そういった原点を忘れてしまう人や会社がとても多いのです。

典型的なのが、自分（自社）のメンツや立場、建前を守ろうとするパターンです。

たとえば、後継者不在からＭ＆Ａの検討を開始した売り手が、交渉の段階になって、「これだけ長く実績を積み上げてきた動物病院なのに、こんな条件では絶対に売却できない」と言い出し、実際の価値よりも大幅に高額な金額に固執して交渉が先に進まなくなることがあります。または、「私の地位や立場を尊重してくれない相手とは絶対に合意できない」と主張し、現院長の名誉職としての残留やその条件（報酬額）に固執しすぎ、合意や契約に至ることが難しくなることもあります。後継者不在という原点を思い返し、Ｍ＆Ａを実現するためには、どこまで妥協できるのかを考えなければ交渉は先に進みません。

買い手も同じです。「当社のような大企業が買ってあげるのだから、売り手はある程度妥協するべき」といった姿勢で金額を下げようとしたり、「現院長にはＭ＆Ａと同時

```
┌─────────────────────────────────────────┐
│  自分が真に望んでいるものは何なのかを明確にする  │
└─────────────────────────────────────────┘
                    ▼
┌─────────────────────────────────────────┐
│       相手が真に望んでいるものを理解する       │
│       （お互いに相手の望みを尊重する）        │
└─────────────────────────────────────────┘
                    ▼
┌─────────────────────────────────────────┐
│         相互に信頼関係を築く努力をする         │
└─────────────────────────────────────────┘
              ※小手先のテクニックは逆効果
```

図1-11 交渉のポイント

に必ず退任してもらう。それによってイメージを刷新する」と主張し、売り手の気持ちに寄り添わない態度をとれば、まとまる話もまとまらなくなります。

　つまり、自分（自社）の真の望みを明確にすることと同様に大切なことは、相手が真に望んでいるものを理解することであり、それがM&Aの交渉を成功させるコツになります。相手の真の望みについてだけは、自分が妥協する必要があります。そして、自分の真の望みについてだけは相手に妥協してもらい、それ以外の点では自分ができるだけ妥協するように心がけます。お互いが相手の真の望みを尊重することにより、合意の実現が可能となるのです。

　たとえば、買い手が開業希望の若手獣医師であり、予算が少ないため売買代金の上限だけは守りたいと望んでいるのであれば、売り手はそこだけは妥協して、M&A実施後も院長としての残留を認めてもらうといった希望を実現してもらうよう交渉します。

　反対に、売り手がリタイア後の生活保障のため売買代金について譲れない一線があるとすれば、買い手は最低限その部分だけは譲り、できるだけ短期の分割払いを提案するなどの交渉が必要です。

　インターネット上の情報やビジネス書には「交渉成功のコツ」を紹介しているものがたくさんありますが、小手先のテクニックに頼っても交渉はうまくいきません。相手に本心を見せて相互に信頼関係を築くことが最も重要であり、表面的な対応はかえって不信を招くだけの結果となります。

　繰り返しになりますが、交渉を成功させるには、
・まずは信頼関係を築く
・自分だけではなく相手が真に欲しているものを理解する
このことを忘れずに進めましょう（図1-11）。

④交渉段階における重要な決定事項

　交渉段階では、具体的にどういったことが争点となり、どういったことを決定していかなければならないのかを確認していきます。

・譲渡金額

　対象先の譲渡金額は交渉段階における最重要ポイントと言っても過言ではありません。売り手はなるべく高く売りたいでしょうし、買い手はなるべく安く買いたいでしょう。お互いの利害がどうしても対立してしまうため、自分がどこまでなら妥協できるかという線引きが重要になります。

・引き継ぎ期間

　引き継ぎ期間のすりあわせも重要です。引き継ぎ期間は、案件ごとに双方の意向がまったく異なってくる部分です。

　売り手の希望は、「できるだけ早くリタイアしたい」「仕事を軽減できるのならある程度の期間は残っても良い」「最低でも１年は顧問を務めて、その後は名誉院長として名前を残してもらいたい」などさまざまです。

　もちろん買い手の希望も、「Ｍ＆Ａによって動物病院のイメージを刷新したいので、現院長にはできれば残ってほしくない」「現院長がいきなりいなくなると患者が不安がるので、最低でも１年は残留して病院を手伝ってほしい」など案件によって方向性はまったく異なります。

　現院長が早期のリタイアを望んでいるなら、残ってもらうとしても１年程度が限度かもしれません。一方、現院長が顧問や名院長として動物病院とのかかわりを継続したいと希望する場合は、引き継ぎ期間を少し長く設定することも可能です。

・引き継ぎ条件

　引き継ぎを実施する際には、条件も重要です。現院長が残留するのであれば、報酬をどうするかが問題になります。仕事を軽減しつつ顧問として動物病院にとどまるのであれば、これまで同様の役員報酬とするのか、従業員扱いの給与とするのかを検討しなければなりません。

・譲渡の時期

　Ｍ＆Ａの実施時期も争点になります。売り手としては、「できるだけ早い方が良い」と考えていることが多いのですが、特に急がないケースもあります。買い手は、「リス

クをしっかり洗い出してから契約に至りたい」「今期中に最終譲渡契約を締結できれば良い」といったスケジュール感が多いでしょう。

　一般的に、売り急ぐと条件面での妥協の必要性が増えます。「今すぐ買ってほしい。しかも高く」という要望は通用しにくく、むしろ「今すぐ買ってくれるなら○○円で良い」というような妥協が必要になってきます。つまり、なるべく高値で売りたいのであれば、譲渡時期については余裕をもっておいた方が良いと言えます。

　買い手も注意が必要です。一般的に、買い手が購入時期を先に延ばしすぎると、売り手は消極的になってしまいます。たとえば、「１年以内に契約できれば良い」というスタンスの買い手候補と「３ヶ月で決済する」と表明している買い手候補とでは、その他の条件が似たり寄ったりであれば、普通は３ヶ月の方が選択されるでしょう。

　このように、譲渡の時期は交渉段階において意外と重要なポイントとなるため、適切に設定する必要があります。

・支払い方法

　交渉段階では、支払い方法も決める必要があります。支払い方法とは、代金を一括で支払うのか、それとも分割で支払うのか、いつまでの支払期間にするかという問題です。

　売り手としては当然、「できるだけ早く一括払いしてほしい」と希望します。実際には最終譲渡契約の締結から１ヶ月以内に一括払いとなる案件が多いのですが、契約締結と同時に一括払いしてくれる買い手もいます。売り手にとって、そういった買い手は望ましい相手です。

　反対に、最終譲渡契約締結から半年程度の期日を希望する買い手や、分割払いを希望する買い手もいます。分割払いとなる場合には、いつまでの分割払いにするかが非常に重要です。たとえば、最終譲渡契約締結後、半年以内に３回で支払われるのか、３年にわたって支払われるのかでは、同じ分割払いであっても売り手側のリスクには雲泥の差があります。支払い方法を協議する際は、あまり非常識な提案をしない姿勢が大切です。

・競業避止義務

　Ｍ＆Ａを進める際には、競業避止義務を定めることが一般的です。競業避止義務とは、対象先と競合する企業を設立したり、競合する企業に就職したりするなどの競争的な行為を禁止することです。

　しかし実際には、「Ｍ＆Ａ後も小規模で少しだけ診察を続けたい」「故郷に帰って、のんびりしながら無理のない範囲で診察したい」などを希望する売り手もいます。そのよ

うな場合に完全に競業を禁止できるでしょうか？ たとえば、譲渡した動物病院の所在地が東京都で、リタイア後に北海道に転居するのであれば、北海道での診療まで禁止する必要はありません。そのような場合は、買い手は売り手の希望に理解を示すべきです。原則に固執して「競業にあたる行為は絶対に許さない」などと厳しい要求をすると、最終譲渡契約の締結に至ることは難しくなります。

・その他

交渉段階で他に問題になるポイントとして、個人保証や退職金があります。現院長が法人の債務について個人保証している場合、M＆Aによって退任するタイミングで、その個人保証を外したいと考えるのが当然です。そのための方法を検討しなければなりません。また、退職する際には一定の退職金が支払われますが、現院長としては最終譲渡契約の締結時や決済時に退職金の支給を受けたいと希望することが多いでしょう。一方、買い手は「買収実施後の取締役会での決済が終わってから」のタイミングを希望することがあります。

さらには、M＆Aのスキーム、M＆Aの発表や告知のタイミング、賃料の見直し、借入金や未払債務の処理、税理士等専門家の顧問契約継続、許認可関係の継続なども、交渉段階における決定事項となります。

⑤M＆Aで作成する契約書とは？

ここからは契約段階における重要なポイントを説明します。

M＆Aでは2種類の契約書が作成されます。1つは基本合意書、もう1つは最終譲渡契約書です。こうした契約書は紛争予防のために作成されます。

法律的には、お互いの合意さえあれば合意内容が有効になるため、契約書の作成は必須ではありません。ただし、複雑な契約内容になると、すべてを正確に記憶することは困難ですし、将来にトラブルが起こったとき、契約内容がどのようなものであったかを証明することが難しくなります。また、口頭で契約しただけでは、そもそも契約があったことすら明らかにすることができません。

そこで、M＆Aのように複雑で重要な契約においては、必ず契約書を作成する必要があります。M＆Aでは、基本合意ができた段階で作成する基本合意書と、最終的にすべての条件が整った段階で作成する最終譲渡契約書の2段階に分かれ、それぞれ慎重に契約書が作成されます。

○契約書に盛り込まれる一般条項

　基本合意書や最終譲渡契約書などの契約書には、以下の一般条項が盛り込まれます。

・契約成立日

・契約期間

・契約当事者の表示

・契約目的

・契約内容

・契約対象物

・不履行時の取り決め

いずれも契約の根幹であるため、間違いがないように必ず確認しましょう。

○基本合意書

　基本合意書は、トップ面談を実施し、交渉を終えて、双方が「Ｍ＆Ａを進めたい」と合意したときに作成する契約書です。この段階では詳細な契約条件は定まっていないため、案件の概要を記載した書類となります。

　この段階で基本合意書という契約書が必要な理由は、Ｍ＆Ａにはとても時間がかかるためです。権利義務関係が複雑なため、時間をかけて協議しなければなりませんし、それに伴う費用もかさみます。長い時間をかけているうちに売り手（または買い手）の気持ちが変わってしまい、一方的に「この案件はなかったことにしてほしい」などと言い出すと、破棄された側は大きな不利益を被ります。そのようなことが起こらないよう、お互いを契約によって拘束するのです。

　ただし、「第１章　１－⑥　Ｍ＆Ａの流れ」で述べた通り、基本合意書の引き渡しや決済に関する条項には法的拘束力は持たせないことが一般的です。法的拘束力とは、相手が不履行を起こした場合、裁判によってその義務を強制的に実行させる効力です。仮に、基本合意書に○○円で売買すると記載されていた案件が最終合意に至らなかったとしても、代金を請求することなどはできないことを意味します。

　しかし、独占交渉権については法的拘束力を持たせます。

　基本合意書には、一般条項に加え、**表１-６**の内容が盛り込まれます。

・**売買の金額**

　交渉段階で合意した金額を記載します。この時点で確定していない場合には、幅を持たせた金額にします。

第1章　動物病院のＭ＆Ａの流れと各段階における検討事項

表1-6　基本合意書に盛り込まれる項目

売買の金額	交渉段階で合意した金額を記載する。この時点で確定していない場合には幅を持たせた金額にする
契約の条件	何らかの条件がついている場合にはそれを記載する
想定スケジュール	デューデリジェンス、最終譲渡契約、クロージングまでの大まかなスケジュールを明示する
独占交渉権の付与	買い手に独占交渉権が付与されることを明示する
デューデリジェンスの方法	具体的な方法についての取り決めを明示する

・契約の条件

　Ｍ＆Ａの実施について、何らかの条件がついている場合にはその内容を記載します。

・想定スケジュール

　基本合意の締結後に進める、デューデリジェンス、最終譲渡契約、クロージングの大まかなスケジュールについて、交渉段階での合意をもとに記載します。

・独占交渉権の付与

　基本合意の締結により、買い手に独占交渉権が付与されます。独占交渉権は、買い手がその売り手との交渉を独占できる権利です。基本合意を締結した時点から、売り手はその買い手以外に売却することはできなくなります。注意点として、独占交渉権の条項には法的拘束力が認められます。そのため、売り手が違反して他の買い手候補と交渉し、最終譲渡契約を結んだとしても、その効力が認められない可能性がありますし、買い手から損害賠償を請求される可能性もあります。

・デューデリジェンスの方法

　基本合意を締結したら、速やかに売り手についてのデューデリジェンスを実施しなければなりません。基本合意書でその具体的な方法について取り決めをします。

　基本合意書は、経験上、A4用紙4〜8枚程度になることが一般的であり、多くても10枚以内にはおさまります。基本合意書には基本的な内容が網羅されているため、最終譲渡契約書を作成する際のベースとなります。

○最終譲渡契約書

　最終譲渡契約書は、財務DDや法務DDなどのデューデリジェンスによって企業価値を適切に評価し、Ｍ＆Ａにかかわる詳細な条件を決定した後に作成します。基本合意

書がベースとなりますが、すべての合意内容を盛り込んだ最終的な契約書となりますので、少なくともA4用紙8枚以上、案件によっては30枚以上の分量になります。事業譲渡契約書には、資産や負債の目録といった添付書類も作成します。

　最終譲渡契約が締結されたら、M&Aはほぼ完結です。あとは、買い手が最終譲渡契約によって定められた代金を支払い、売り手が企業（事業）、株式等を引き渡すのみです。最終譲渡契約書には法的拘束力があるため、これに反した行動をとると、違約金の支払いが発生したり、損害賠償を請求される可能性があります。

　最終譲渡契約書を作成するということは、売り手にとっては「企業（事業）の売却を確定すること」であり、買い手にとっては「企業（事業）の買収を確定すること」を意味します。M&Aには多大な時間と労力がかかりますが、最終譲渡契約の締結によってようやく報われることになります。

┃⑥契約書作成の注意点

　基本合意書や最終譲渡契約書を作成するにあたり、知っておくべき注意点があります。

○基本合意書による売り手と買い手の立場の変化

　基本合意を締結した時点から、売り手と買い手の関係が変化します（**図1-12**）。基本合意締結前は、売り手は買い手を自由に選ぶことができます。買い手候補が気に入らなければ、交渉を中断できます。買い手は、売り手に気に入ってもらわなければM&Aが成立しないため、立場的に弱いと言えます。

　しかし、基本合意を締結すると立場が一転し、買い手が優位になります。独占交渉権の付与により、買い手は売り手との交渉を独占できます。逆に言えば、売り手は他の候補と交渉できなくなるため、買い手から十分ではない条件を提示されても、我慢して受諾せざるを得ない場面も出てきます。納得できない条件であれば、基本合意を破棄することはもちろん可能ですが、破棄すれば、買い手候補のリストアップからやり直しです。当然、それまで費やしてきた労力や費用はすべて無駄になりますし、売却時期が大幅に遅延することは確実です。つまり、基本合意の締結にあたっては、売り手は特に細心の注意を払う必要があります。安易な考えで決めることなく、M&Aアドバイザーに相談しながら最終判断をすべきです。

○最終譲渡契約書

　最終譲渡契約書には、一般条項に加えて、表明・保証、誓約事項といったM&Aに特

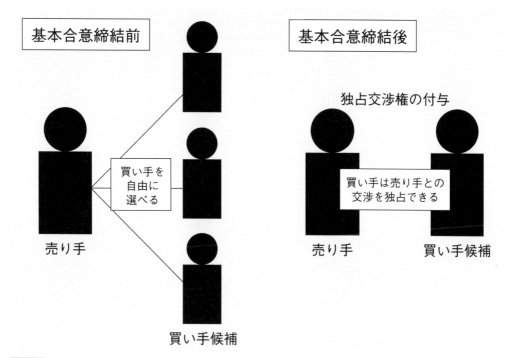

図1-12 基本合意の締結と売り手と買い手の立場の変化

有の項目が盛り込まれます（**表1-7**）。表明・保証、誓約事項ともM&Aを成功させるためには大切なポイントです。

・表明・保証

　表明・保証とは、ある時点における事実関係が真実で正確であることを明らかにし、保証することです。英語ではRepresentations and warrantiesと呼ばれ、日本語ではレプワラと略されることもあります。

　M&Aでは、買い手が売り手のデューデリジェンスをどれだけ詳細に実施したとしても、対象先を完璧に把握することは難しく、ある程度は売り手の説明を信じられるものとして判断せざるを得ない部分が出てきます。つまり、売り手が虚偽を述べていれば、買い手が思わぬ不利益を受けるおそれがあります。さらには、M&Aでは不動産取引と違い瑕疵担保責任は限定的となります。瑕疵担保責任とは、売買の対象に隠れた傷や問題があるときに、売り主が買い主に対して負う責任（損害賠償や契約解除）ですが、M&Aではこれが適用されないため、売り手の虚偽により買い手がその後に不利益を受けたとしても、売り手の責任を追及することができません。

　そこで、虚偽による不利益のリスクを軽減するための工夫として、最終譲渡契約書に

表1-7	最終譲渡契約書に盛り込まれるM＆A特有の項目
表明・保証	最終譲渡契約時点における事実関係が真実で正確であることを保証する条項。売り手の虚偽によって、買い手がこうむる不利益のリスクを軽減するために盛り込まれる
誓約事項	将来を約束する条項。主に売り手が買い手に対し、最終譲渡契約締結後からクロージングまでの間の行動を誓約する。最終譲渡契約締結後からクロージングまでの間に、買い手にとって不利益な変化が起こらないようにするために盛り込まれる

表明・保証条項を盛り込みます。それにより、売り手に「説明や開示資料、契約の前提となった情報は現時点においてすべて真実」であることを保証してもらうのです。

　売り手の説明に虚偽が含まれていた場合には、買い手は売り手に対して契約の解消や損害賠償を請求することが可能です。最終譲渡契約書には法的拘束力が認められるため、表明・保証にも法的な効果が発生するのです。

　もっとも、損害賠償請求ができるとはいっても、相手に支払い能力がなければどうにもなりません。たとえば、クロージング後に表明・保証違反が発覚したときにおいて、買い手が資金をすべて使ってしまっていたら、賠償金を支払ってもらうことは困難です。

・誓約事項

　誓約事項とは、将来の義務を約束する条項です。表明・保証が、一時点、たとえば、最終譲渡契約時点の事項についての約束であり、その後毀損された価値については保証しない条項であるのに対し、誓約事項では将来を約束することになります。ただし、未来永劫というわけではなく、期間を区切ることが普通です。誓約事項は、英語ではCovenantsと呼ばれ、日本語ではコベナンツもしくはコビナンツと表記されます。

　主に問題となるのは、最終譲渡契約締結後からクロージングまでの間の売り手の行動です。せっかく良い条件で最終譲渡契約が締結できたとしても、売り手がクロージングまでの間に企業価値を低下させるような行動をすると、買い手にとっては台無しになってしまいます。そこで、最終譲渡契約書に誓約事項を設け、売り手の運営を制約したり、通常業務の範囲を超える重要な決定を下せなくしたり（禁止事項）、何かを行うときには買い手の承諾を得なければならなくします（承諾事項）。

　たとえば、重要な資産の売却・購入や従業員の解雇・新規採用などを禁じたり、買い手の承諾を得なければ実行できないようにします。誓約事項によって、最終譲渡契約時の状態がクロージングまで維持され、買い手が不利益を受けることがないようにします。また、最終譲渡契約後にある事項について変化が生じた場合には、相手に対して通知しなければならないという通知義務を定めることもあります。

　売り手の行為が誓約事項違反にあたった場合、表明・保証違反のケースと同様に、期

限の利益を喪失したり、損害賠償義務を負ったり、契約を解消されたりする可能性があります。

⑦交渉と契約締結は自分でできるのか？

○M＆Aでは弁護士の関与が必須

　M＆Aにおける交渉や最終譲渡契約締結は、取引のなかでも非常に高度なものです。単純な商品売買のようにはいきませんし、比較的難しいと言われる不動産取引と比べても天と地ほどの差があります。動物病院や一般企業がM＆Aのような複雑な取引を独力で完結させることはまず不可能です。M＆Aアドバイザーの存在が重要であることはこれまでに述べてきましたが、加えて必須なのが弁護士です。

　中小・小規模企業にとって、弁護士は税理士ほど一般的に身近な専門家であることは少ないものの、弁護士は交渉・法務の専門家ですから、そのM＆Aのスキームにどういったリスクがあるのか、または注意すべき点などについて的確に法的なアドバイスをしてもらえますし、コストの許す限りあらゆる場面で協力してもらうべきです。当然、法務DDを依頼して詳細な報告書を提出してもらい、対象先が抱える法的リスクや強みなどを説明してもらうことも可能です。

　さらに重要なのは契約書です。M＆Aでは、基本合意書でA4用紙2〜10枚程度、最終譲渡契約書ではA4用紙8〜30枚以上にも及ぶ膨大な分量の契約書を作成し、締結しなければなりません。契約書の内容には不要な部分がなく、一言一句すべてが非常に重要です。さらには、表明・保証や誓約事項など日常生活では無縁な条項が盛り込まれ、非専門家には非常にわかりにくい表現も多数出てきます。契約書の案はM＆Aアドバイザーが作成するとしても、法的なアドバイスは、弁護士の業務です。

○弁護士に相談・依頼すべきタイミング

　弁護士にはどの段階で相談・依頼すべきか？　と聞かれることがありますが、「可能な限り早く」が答えです。具体的には、対象先との条件交渉または基本合意の締結段階で弁護士への相談を開始することが理想的です。弁護士の関与があれば、契約書のリーガルチェックを受けることもできるので非常に安心です。また、たとえ基本合意書作成時点では弁護士に依頼していなかったとしても、最終譲渡契約書作成の際には「必ず」弁護士にリーガルチェックを依頼すべきです。弁護士費用を惜しんだことで後に莫大な損失が生じれば、必ず後悔することになります。顧問弁護士や信頼できる弁護士がいないのであれば、M＆Aアドバイザーに紹介してもらうことも検討しましょう。

○インターネット情報に頼りすぎてはいけない

　私が知る範囲では、弁護士やその他の適切な専門家が関与しなかった案件では、Ｍ＆Ａ後に深刻なトラブルが発生している事例が多いようです。そうした事例の多くが、インターネット上の情報だけに頼って、自力で（弁護士を入れずに）Ｍ＆Ａを進めようとしたりしています。また、Ｍ＆Ａアドバイザーが弁護士を紹介しない例や、売り手（または買い手）が紹介を断ってしまう例もあるようです。

　インターネット上の情報のほとんどは、所詮無料で得られるものですし、どのような人がどのような意図で書いているのか不明です。もちろん正確性の担保などありません。そのような情報を道しるべとして、企業の存続または個人の人生設計に大きな影響を及ぼすＭ＆Ａという重大事を進めるなど、リスクが大きすぎることは明らかです。

　本当に価値のある情報やサービスには対価が伴います。獣医師であれば、その意味はすぐにわかるはずです。「インターネットで調べて、自力でペットを治療するように」といった指導を行う獣医師がいるはずはありません。

⑧Ｍ＆Ａの決済方法は？

　最終譲渡契約を締結すれば、あとはクロージングを迎えるのみです。クロージングとは決済と引き渡しのことですが、Ｍ＆Ａの決済方法は意外と正しく理解されていません。

　動物病院のＭ＆Ａでは、開業を希望する若手獣医師から「分割払いできることが検討条件」と言われることがあります。しかし、Ｍ＆Ａでは分割払いが認められるとは限りませんし、結論から先に述べると、買い手は原則的に一括払いを基本とすべきです。

　売り手の立場からすると、Ｍ＆Ａによって対象企業やその株式の所有権を完全に失うことになりますから、分割払いはなかなか受け入れにくいでしょう。

　また、買い手が分割払いを条件とする理由として多いのは、自己資金が乏しく、金融機関からの融資も受けられないためですが、その状態でＭ＆Ａを実行しようというのはそもそも無理があります。分割払いとは、買い手が売り手から借金し、分割払いで返していくことを意味しますが、売り手は金融機関から信頼されない（融資を受けられない）人にあえて融資するという無用なリスクを抱えることになりますし、Ｍ＆Ａ後のトラブル要因にもなるため、決して推奨できません。

　他者の企業を買収しようとするのであれば、自己資金を準備し、資金調達が実現できるよう十分な実績と経験を積んでから取り組むのが本筋でしょう。

第1章　動物病院のM＆Aの流れと各段階における検討事項

Column　ノーベル経済学賞「不完備契約の理論」

　企業が従業員や株主などと契約を結ぶ際の合理的な理論とされる「不完備契約の理論」を考案した、イギリス出身のオリバー・ハート教授（ハーバード大学）およびフィンランド出身のベント・ホルムストローム教授（マサチューセッツ工科大学）が、2016年のノーベル経済学賞（正式名称：アルフレッド・ノーベル記念経済学スウェーデン国立銀行賞）を受賞しました。

　その理論は、非常に精緻かつ幅広い内容ですので完全には理解できていませんが、私が理解できた内容が本書で解説してきたことと重なるため紹介します。

　『すべての要素を完備する契約は難しく、すなわち不完備契約となるが、契約はあくまでも手段に過ぎず、努力と信頼が最も大事である。互いに対立するばかりではなく、むしろ同方向を向いて努力すべきである』

　契約には多くの限界があります。まず、人間の精神状態や取り巻く環境は流動的で、契約が示す範囲や基準は曖昧になりがちです。さらには、自分や自社に不利な情報を出さないことがさらに不確実性をもたらします。契約で細かく規定しても実際の状況と食い違うことが必ずあるのです。不完全な契約は手段に過ぎず、大事なのは相互努力と信頼であるというある種の常識を科学的に証明したことが受賞の理由だと考えています。

Column　イヌーこのふしぎな動物

　小学4年生くらいの頃、人生で初めて買ってもらった本は『イヌーこのふしぎな動物（今泉吉典 他 著、教育社）』でした。

　私は獣医師のような特定の資格を有するわけではありませんが、単純に犬が大好きです。幼少の頃より犬が常に身近にいる生活が当たり前でした。身近といっても、その頃は室内飼育などという考えはほとんどない時代で、屋外に犬小屋があり、散歩以外のときは鎖につながれ、エサは「ご飯に味噌汁」、雑種でしかも名前は「ポチ」（笑われますが、本当の話です）でした。

　今は大型犬1頭を室内で飼育しています（一時期は2頭いましたが、数年前に1頭がガンで亡くなりました）。出張で家を空けるときは、家族を守る見張り番として心強い存在です。また、私が夜遅く仕事？ から帰ったとき、家族みんなが寝静まっていても、確実に玄関まで迎えに来てくれる犬の存在はかけがえのないものです。大型犬特有の豊かな表情を見ていると自然に幸せな気分になりますし、まさに「ふしぎな動物」です。

　犬には末永く身近な存在であってほしいと願いますが、大型犬を飼育するにはそれなりの苦労もあり、日常の世話・掃除などは家族の理解と協力が不可欠です。また、健康で長生きしてもらおうと思えば思うほど、身近に信頼できる動物病院や獣医師がいてくれることは心強いものです。

55

第2章
動物病院とM＆A

1　動物病院を取り巻くM＆Aの概況

2　動物病院がM＆Aを検討すべきタイミングと
　　具体例

1

動物病院を取り巻く
M＆Aの概況

　第1章では、動物病院がM＆Aを進めていくときの基本的な流れと各段階におけるポイントや検討事項について解説してきましたが、第2章ではもう少し踏み込んで、動物病院のM＆Aを取り巻く具体的な概況について考察していきます。

┃①M＆Aは意外と身近

　本書読者は、動物病院のM＆Aを既に検討していたり、選択肢の1つとして知っておきたいと考えている人がほとんどかと思われますが、それでも「そもそも動物病院でM＆Aなんて可能なのか？」という疑問はあるのかもしれません。動物病院のM＆Aを体験した知人がいない、M＆Aの事例を聞いたこともない、といった理由がその背景にあるのかもしれませんが、こういった「うちの業界ではM＆Aは向かない」という疑問や懸念は、ある業界でM＆Aが増えてくるにつれ、一定の段階で必ず広がるものです。

　また、「欧米では多いかもしれないけれど、M＆Aのようなドライな方法は日本には馴染まない」という考え方もあるでしょう。しかし、「M＆A＝欧米で盛ん」というイメージは、必ずしも正しいとは言えません。日本でも、明治時代に財閥が形成される過程では、資本のある商店や中小・小規模の商店が数多くのM＆Aを繰り返してきたことは明らかですし、伝統的な「のれん分け」はM＆Aの立派な1種です。そのように考えると、M＆Aは遠い存在ではなく、むしろ身近なものであることがわかっていただけるでしょう。

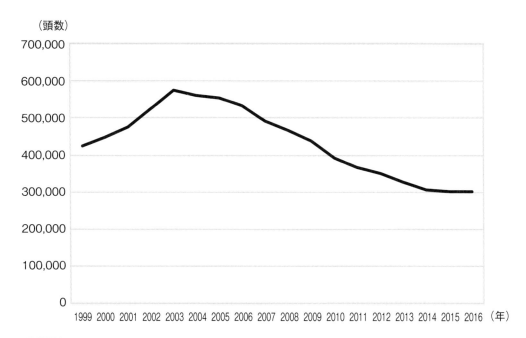

図2-1 犬の登録頭数の推移
出典：一般社団法人 ジャパン ケネル クラブ ホームページ公開データ

②動物病院経営が厳しい時代とM＆A

　日本の一般的な動物病院ではこれまで、後継者に恵まれた（子息が獣医師になり、動物病院を引き継ぐ意思があるといった）ケース以外では、一代限りのものであり、院長が高齢になったことで廃業することがほとんどでした。一方、独立を望む若手獣医師は1から開業の準備を進めてきました。廃業と新規開業が全国で繰り返され、今もそれが当たり前のこととして広く認識されています。しかし、今後は動物病院業界を取り巻く環境が変わってきますし、これまで通りの経営手法を続けていると苦しくなる可能性があります。

〇犬の飼育頭数は減っている
　ご承知の通り、日本では1990年代後半〜2000年代前半にかけて空前のペットブームが到来し、一般社団法人 ジャパン ケネル クラブが公開しているデータによると、犬の登録頭数は2003年にピークを迎えましたが、その後は急速な減少に転じています（**図2-1**）。一般社団法人 ペットフード協会が公開しているデータでも、やはり犬・猫ともに飼育頭数が減少しており、特に犬の減少が顕著です（**図2-2**）。平均寿命を考え

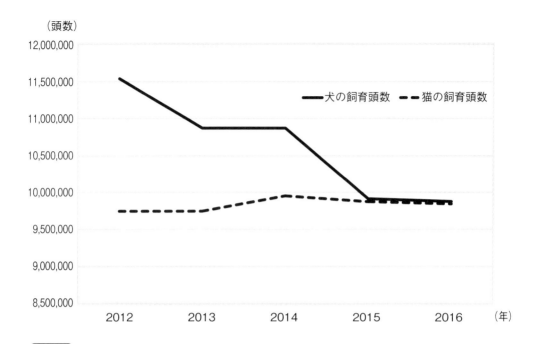

図2-2 犬・猫の飼育頭数
出典：一般社団法人 ペットフード協会 ホームページ公開データ

ると、ピーク時の 2003 年頃に登録された犬が 2017 年前後に天寿を全うする時期に来ていますので、今後さらに減り続けることはほぼ確実です。

○飼育する側の事情

　飼育する側の事情もあります。犬・猫ともに飼育率は 50 代が最も高く、60 代が続いています（図 2-3）。50 代、60 代は子どもが自立し、経済的に多少の余裕があることが飼育率の高さの理由かもしれません。一方、40 代の飼育率が低いことは要注意です。40 代は 1971 ～ 1974 年の第 2 次ベビーブーム世代を含んでおり、人数が多い世代だからです。働き盛りで、子育て真っ最中の世代であり、時間的・経済的な理由によるものかもしれませんが、上の世代に比べ飼育率は低くなっています。犬や猫を飼育するかどうかは過去の経験や習慣によってかなり左右されます。今の 40 代で、犬や猫の飼育歴のない人が、50 代または 60 代になった時に飼育を始めることは、ハードルが高くなるのかもしれません。30 代はさらに低い状況です。

　そして、今は飼育率が比較的高い 50 代、60 代も 10 年後には 60 代、70 代になります。特に犬を飼育するには、体力的に難しい年齢になってきます。また、自分の年齢（残りの健康寿命）と犬・猫の平均寿命を考えて、「飼いたいけど、飼わない」と判断す

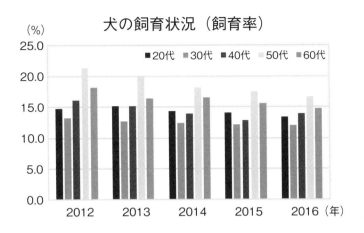

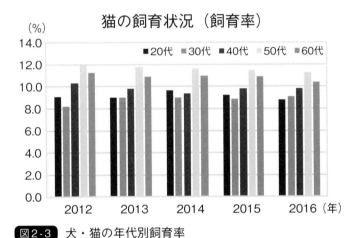

図2-3 犬・猫の年代別飼育率
出典：一般社団法人 ペットフード協会 ホームページ公開データ

る飼い主が多くなるかもしれません。つまり、10年後に犬や猫の飼育頭数が増加傾向に転じることはあまり想像できません。

〇犬の減少が動物病院経営に与えるインパクトと次の手

　一般的な動物病院の主たる患者は犬です。地域や得意な診療科目によって多少は異なるでしょうが、来院の60〜70％程度が犬でしょう。その犬の飼育頭数が大きく減少することが予想されるわけですから、動物病院にとっては大きな減収要因となります。そこで、獣医師（動物病院）には、これからの変化が激しい時代に向けた対処を検討する必要が求められます。具体的には、獣医療の日々のアップデートや高度化への対応、診療報酬の高額化への対応およびペット保険の適切な活用、飼い主目線に立ったサービス

の提供・充実など、飼い主満足度のさらなる向上を目指した取り組みがこれまで以上に必須となってきます。

　そのような課題に柔軟に対応するためには、やはり若い力が必要です。どのような仕事にも共通することですが、長年同じ仕事に携わっていると、その仕事については知識も経験も豊富になります。もちろんそれ自体は望ましいことなのですが、反対に、知識欲や改革への意識が低下してしまうものです。高齢期を迎え、体力や気力が低下するとなおさらです。高齢期を迎えた獣医師が1人で診療している動物病院では、未来の動物病院に求められる新しい知識や考え方を取り入れることが困難なことは仕方がありません。「しんどいな」と感じたら、若手獣医師を入れることにより、新しい時代に対応していく体制を整える必要があります。

○動物病院業界にはM＆Aがやはり必要

　経営的に見た場合、動物病院は苦しい時代に入っていく可能性が濃厚ですが、こうした試練に立ち向かうには、次世代への橋渡しが大切です。現在のように、院長のリタイアとともにほとんどの動物病院が廃業し、若手獣医師のほとんどがそれとは無関係に新規開業しているという状況では無駄が多すぎ、これからの厳しい時代を生き延びていくことは困難です。そこで検討すべき手法がM＆Aです。動物病院業界ではこれまでさほど積極的にM＆Aが行われてこなかったのは事実です。しかし今後は、M＆Aの活用を真剣に検討すべきです。M＆Aを効果的に実施できれば、新規開業においても、分院開設においても、またはその他の展開においても無駄が省け、競争が激化する時代において優位に立つことができるでしょう。

③米国の最大手動物病院のM＆A事例から学べること

　2017年1月、米国の動物病院のM＆Aにおいて興味深い出来事がありました。マースが動物病院大手であるVCAを総額91億ドル（約1兆円）で買収すると発表したのです。VCAは全米およびカナダに展開し、800以上の動物病院と60以上の臨床検査ラボを抱える最大手の動物病院グループです。その際のIRによると、「VCAはマースの傘下に入るが、経営の独自性は維持される」とのことでした。

　この事例から3つの大切なことを読み取ることができます。

　1つ目は、これまで強力な買い手であったVCAが、一転して売り手となったことです。VCAがここまで拡大してこれたのは、効果的なM＆Aを繰り返してきたからです。それが一転してマースというさらに巨大な企業に買収されました。つまり、一般的にM＆Aは強力な企業が弱い企業を買収するというイメージがありますが、実際にはそうと

は限らないことを示しています。M＆Aには、企業の発展という要素が強く、強い者同士が互いに成長することを目的に行われることも多いのです。実際、マースは「VCAのようなペット業界のリーダーとともに仕事ができることは非常に幸運なこと。今後、ペットとその飼い主に大きな価値を提供し、より良いサービスと質の高いケアを提供する」とコメントしています。規模の違いこそあれ、一般的な動物病院においても、強い者同士のM＆Aもありえるということです。

　2つ目は、VCAが経営の独自性を残したことです。実はM＆Aではよくあることなのですが、売り手は必ずしも経営権を失うわけではありません。共同経営のようなかたちで売り手と買い手が共同して承継後の企業を運営することもあります。つまり、「動物病院の承継者を探したいが、自分の手から完全に離れるのは嫌だ」という希望であっても、M＆Aに取り組むことは可能です。

　3つ目は、業種を超えてM＆Aが行われていることです。M＆Aというと、同業種間で行われるイメージが強いかもしれませんが、実際には幅広い可能性を秘めています。マースとVCAの事例においては、傘下にペットフードメーカーや動物病院ネットワークを保有しているマースによる買収でしたが、マースも元々は大手の菓子会社であり、かつては動物病院とは無関係でした。菓子会社であったマースが、最大手の動物病院グループの買収によって分野の幅をさらに拡大しようとしています。また、マースとVCAは米国の企業同士のM＆Aですが、国境を越えたM＆Aも活発化しています。日本では事例としてはまだまだ少ないのですが、こうした垣根を越えたM＆Aには大きな可能性があります。動物病院においても、他業種とのM＆Aや国境を越えたM＆Aによって、大きな飛躍を目指す事例が増えてくるのかもしれません。

④動物病院の売上別に見るM＆Aの類型

　一口に動物病院と言っても、その規模（年間売上額）はさまざまです。売り手の年間売上額に応じて買い手候補が変わってきますので、ここでは年間売上額別にM＆Aの類型を見ていきます（**表2- 1**）。

・年間売上額5,000万円以下（獣医師1～2名）

　獣医師1～2名で運営している小規模（個人）の動物病院です。年間売上額が5,000万円以下の企業というと、M＆Aの対象先としては非常に小規模です。しかし、日本では多くの動物病院がこの規模であり、全体の約80％が該当します。新規開業を目指す若手獣医師が動物病院のM＆Aを検討するときの対象先となるため、彼らが有力な買い手候補となります。

表2-1 動物病院の売上別に見るM＆Aの類型

売り手の規模（年間売上額）	主に想定される買い手候補
5,000万円以下（獣医師1～2名）	新規開業を目指す若手獣医師
5,000万円～2億円（獣医師2～9名）	企業動物病院やペット関連事業を営む法人
2～10億円（獣医師5～50名）	企業動物病院やペット関連事業を営む法人、中小規模のファンド
10億円以上（獣医師30名以上）	ファンド、上場企業 ※両方（売り手、買い手）の側面からの検討が必要

・年間売上額5,000万円～2億円（獣医師2～9名）

　この規模の動物病院になると、獣医師数2～9名程度で運営していることが一般的で、割合としては全体の15%程度です。新規開業を目指す若手獣医師が買収することは難しく、買い手候補は企業動物病院やペット関連事業を営む法人などが主となります。

・年間売上額2～10億円（獣医師5～50名）

　この規模になると相当大きな動物病院です。獣医師数は5～50名程度になりますが、割合としては全体の3%程度でしょう。このレベルまでくると若手獣医師が買収することは不可能です。買い手候補は企業動物病院やペット関連事業を営む法人などが主となり、さらにはファンドも含まれてきます。

・年間売上額10億円以上（獣医師30名以上）

　この規模の動物病院は非常にまれです。業界内で知らない人はいない、日本でも有数の大規模動物病院です。企業動物病院やペット関連事業を営む法人であっても単独で買収することは困難であり、買い手候補はファンドまたは上場企業にほぼ絞られます。動物病院業界の枠内で買い手候補を探すことは困難であり、業界の垣根を越える必要があるでしょう。むしろ、自社が他社を買収することも含め、両方（売り手、買い手）の側面からM＆Aを検討することが勧められます。

⑤M＆Aに期待されるシナジー効果とは？

　M＆Aはどういった効果を目的として実施されるのでしょうか？ 多くは、事業の拡大、後継者不足解消、事業の救済などかもしれません。それらはどれも間違ってはいないのですが、M＆Aに期待される重要な目的にシナジー効果があります。シナジー効果

表2-2 シナジー効果を発揮するための前提条件	
共有コスト	売り手と買い手の間に共有コストがあり、その割合が大きい
追加コスト	コストの共有効果や売上増分を帳消しにする追加コストがない

とは、他企業を吸収することによって、単にその企業の分だけ加算して事業拡大するのではなく、吸収した以上の利益や効果を上げることを目指すものです。つまり、1＋1を2にとどめるのではなく、3や5まで高める効果を求めます。M＆Aによって異なる2つの企業が相互に作用することで、それぞれが単体で活動する以上に高いパフォーマンスを発揮できるようにするのです。

　シナジー効果は既存の企業同士のM＆Aだけに限りません。動物病院の新規開業も同じです。若手獣医師がM＆Aによって既存の動物病院を買収する場合は、2つの企業が1つになるわけではありませんが、経営者が若手獣医師に交代することによるシナジー効果を狙うことができます。長年にわたり地域からの信頼を得てきた動物病院（売り手）と気力や体力、そして最新の獣医学的知識や技術を持ち合わせた若手獣医師（買い手）が合体することで、1＋1を2以上に高める効果が期待できるからです。

　シナジー効果の実現により、M＆Aの意義が大きくなり、その可能性は無限に広がります。シナジー効果を最大限発揮するためには、M＆Aの検討段階から「シナジー効果を見込めるか」「どうすれば実現できるか」を分析し、計画を立てておく必要があります。

・シナジー効果を発揮するための前提条件
　シナジー効果を発揮するためには前提条件があります（**表2- 2**）。

○売り手と買い手の間に共有コストがあり、その割合が大きい
　共有コストとは、M＆Aによって事業が拡大しても変化が小さい（アップしない）コストのことです。原価に占める共有コストの割合が大きいほどシナジー効果を期待しやすくなります。

○コストの共有効果や売上増分を帳消しにする追加コストがない
　共有効果によってコストを抑え、売上増が実現できたとしても、それを帳消しにする追加コストがかかるなら、シナジー効果は期待できなくなります。そのような追加コストが発生しない、ないしは過大でないことも前提条件になります。

表2-3 シナジー効果を発揮するために検討すべき3つ要素

規模の経済	売上規模を拡大することによりコストを抑え、より経済的な事業運営を目指す。スケールメリットとも呼ばれる
範囲の経済	同じ経営資源を複数の事業で共有することによって、1つ1つの事業単独では実現できないコストの削減を実現する
密度の経済	エリアを定めて複数の事業を運営することで得られる経済効果。物流や広告宣伝などのコストを複数で共有することによって効率化を図る

・3つの検討要素：規模の経済、範囲の経済、密度の経済

　シナジー効果を発揮できるかどうかの検討要素として、規模の経済、範囲の経済、密度の経済があげられます（**表2-3、図2-4**）。

○規模の経済

　この場合の規模は、売上規模です。具体的には、売上規模を拡大することによりコストを抑え、より経済的に事業を運営できるようになることです。スケールメリットとも呼ばれます。一般的にコストには、売上額に関係なくかかる固定費（人件費など）と、売上額に比例して上がっていく変動費（仕入れコストなど）があります。売上額が増えると、変動費が上昇することは避けられませんが、固定費の比率を下げることが可能です。つまり、売上額を大きくする（＝規模を拡大する）と低コストにつながり、増益が実現できます。

　売上規模の拡大により変動費を抑制できるケースもあります。売上規模が拡大すれば、仕入れの際の価格交渉力が高まるため、仕入れ原価が下がり、コストを削減することができるのです。

　動物病院の場合でも規模の経済は期待できます。動物病院のコストの多くは高度医療機器の購入費用といった設備投資ですが、これは共有コストです。売上額が増えたらその分買い足すという性質のものではなく、患者数が増えたとしてもその稼働率が上がるだけのことであり、コストの増加はほとんどありません。売上規模が拡大すると、共有コストである高度医療機器を有効利用でき、収益性を大きく高めることができるのです。

　一方、規模の経済がマイナスにはたらくケースもあるため、注意が必要です。それは、規模の拡大に伴って調整コストがかかってしまうケースです。たとえば、組織を大きくし、拠点数が増えると、相互調整に多くの費用が必要になることがあります。相互調整のための費用が売上規模の拡大効果以上にかさむのであれば、やみくもに拠点数を増やすべきではありません。

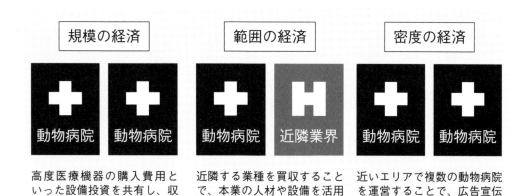

図2-4 動物病院のM&Aにおける規模の経済、範囲の経済、密度の経済

　すなわち、M&Aのシナジー効果を高めるのであれば、漫然と規模拡大を目指すのではなく、コストが増加しないように注意しながら戦略的に進めていく必要があります。

○範囲の経済
　範囲の経済とは、1つの企業が異なる複数の事業を運営することによって、より高い経済効果を実現することです。同じ経営資源を複数の事業で共有することによって、1つ1つの事業単独では実現できないコストの削減を得ることができます。範囲の経済が有効にはたらくことを「範囲の経済が効く」と表現します。
　ただし、範囲の経済を目指す場合は、複数の事業を展開することに伴うリスクを意識する必要があります。本業とは別の事業に手を出したことで、本業にかえってマイナスになってしまうケースもあるからです。少し話は逸れますが、M&Aでは本業に貢献しない（足かせとなっている）事業を売却する事例もよくあります。
　動物病院で範囲の経済が効くのはどういったケースでしょうか？　たとえば、動物病院がペットサロンやペットホテル、ペットフード販売などの事業を運営している法人を買収すると、比較的簡単に範囲の経済が効いて、シナジー効果が得られやすいでしょう。本業からかけ離れることなく、本業の人材や設備を活用し、本業と同じ顧客に満足してもらえます。ペットシッター派遣業やペット介護などのサービス業も同様にシナジー効果を期待できる可能性があります。

○密度の経済

　密度の経済とは、エリアを定めて事業を運営することで得られる経済効果のことです。代表例がコンビニエンスストアです。

　コンビニエンスストアは、ある一定のエリアに集中的に店舗展開することによって、物流や広告宣伝などのコストを共有し、効率化しています。実際、コンビニエンスストアチェーンのなかには、北海道や沖縄県といった特定の地域に集中して店舗展開し、その地域では非常に知名度が高い企業が存在します。逆に、店舗数第1位のセブンイレブンでさえ未進出のエリアがあります。

　このように、集中的に出店する戦略のことをドミナント戦略と言います。動物病院間のM＆Aにおいても、買い手の動物病院と売り手の動物病院との位置関係を考慮し、2つの動物病院間でコストを共有できるかどうかを検討することで、シナジー効果を高めることができるでしょう。密度の経済を高めることは、物流や広告宣伝などのコスト削減だけがメリットではなく、人材の流動的な活用にもつながります。

⑥いろいろなM＆Aのかたち～業界再編型M＆A～

　M＆Aにはさまざまな目的がありますが、ここでは業界再編型M＆Aについて考察していきます。業界再編型M＆Aとは、事業拡大やシナジー効果、事業承継や事業救済といった個別の企業が得られる利点にとどまらず、より広い範囲の効果が期待されるものです。

　業界再編という言葉からは何を連想するでしょうか？　銀行や証券会社、損害保険会社、百貨店、スーパーマーケット、コンビニエンスストア、ドラッグストア、家電量販店、ゼネコンなど非常に多くの業種において、業界再編が繰り返されています。

　特に銀行は過去の変化が思い出せないほど再編が繰り返されました。1980年代くらいまでは、都銀13行・大手20行と呼ばれていましたが、M＆Aを繰り返してきた結果、現在では4大銀行（三菱東京UFJ銀行、みずほ銀行、三井住友銀行、りそな銀行）、3大メガバンク（三菱UFJフィナンシャル・グループ、みずほフィナンシャルグループ、三井住友フィナンシャルグループ）に集約されています。

　M＆Aはこうした業界再編を進める上で非常に有効な方法です。業界再編型M＆Aは銀行のような大規模なものに限らず、大企業による中小・小規模企業の買収や、中堅企業が複数集まって規模を拡大していくかたちもあり、まさしくM＆Aが活用される場面なのです。

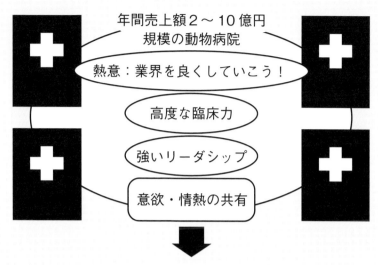

図2-5 動物病院業界における業界再編型Ｍ＆Ａ（イメージ）

○動物病院の業界再編

　日本の動物病院業界において、動物病院同士がＭ＆Ａを繰り返すことにより、業界再編を実現することはできるでしょうか？

　まず、動物病院業界において大企業が次々と中小・小規模の動物病院を買収していくことは非現実的です。動物病院業界ではそのようなことを実現していく大企業がそもそも存在しないからです。

　ありうるとすれば、中堅の動物病院が互いに手を取り合い、協力して規模拡大を図っていく方法です。具体的には、年間売上額２～10億円規模の動物病院がその主体となるでしょう。業界全体を良くしていこうという意欲と情熱を持ち合わせた複数の動物病院が、Ｍ＆Ａを活用することで協力関係を築くことができれば、厳しさが増す業界環境下にあっても成長していけるかもしれません。

　効果的に業界再編を行うためには、単に規模拡大を目指すだけでは足りません。高度な臨床力や強いリーダーシップを持つ経営者が集まり、動物病院業界全体を発展させていきたいという熱意を１つにして取り組みを継続することが必要です。それにより、個人や単体の企業では成し遂げられないことでも、実現できる可能性がありますし、業界全体を再編できる「うねり」につながっていきます（**図2-5**）。

　現状、動物病院のＭ＆Ａは高齢の院長から後継者への承継のために実施されることが多く、その場合、院長はＭ＆Ａ後すぐにリタイアするか、引き継ぎが終わり次第リタイ

アすることが一般的です。しかし、業界再編型M＆Aであれば、完全にリタイアするのではなく、多くの場合、M＆A後も新経営者と共同で経営に参画することが期待されます。単なる承継と業界再編ではまったく目的が異なりますので、当然と言えば当然です。業界再編型M＆Aを目指すのであれば、年齢にこだわらず、情熱を共有できる仲間とともに取り組んでいくべきでしょう。

このようにM＆Aは、売り手にとっても買い手にとっても、一般的に認識されているよりはるかに大きな可能性を秘めているのです。

2

動物病院がM＆Aを検討すべき
タイミングと具体例

　ここまでM＆Aの全体的な流れや動物病院を取り巻く経営環境とM＆Aの可能性などについて解説してきましたが、そもそも動物病院がM＆Aを検討するのはどのようなタイミングなのでしょうか？　ここでは動物病院がM＆Aを検討すべきタイミングについて具体例を交えながら考察していきます。

①M＆Aを自分事として捉える

　動物病院がM＆Aを検討するためには、M＆Aという手法を知っていることが必要です。そのようなことを言うと、多くの読者は「そんなこと当然ではないか」と訝しむかもしれませんが、実際に多くの人はM＆Aを知りません。M＆Aという言葉は知っていても、具体的にどのようなことなのかについては、ほとんどの人が正確に答えられないのです。

　M＆Aにはいまだに多くの誤解があります。大企業やハゲタカファンドなどによる敵対的買収や乗っ取り、または経営状態が悪い企業の身売りといった悪いイメージが一人歩きしているのが実際です。しかし、「第1章　1－④　M＆Aで重要なことは相互信頼」でも述べましたが、そのようなM＆Aはほとんどありません。また、多くの動物病院経営者には「M＆Aは大企業が行うもの」という思い込みも強くあるようですが、実際は中小・小規模企業でもM＆Aが活発に行われています。

　M＆Aを知るということは、M＆Aの実際の活用方法を知り、M＆Aとは相互信頼に基づく友好的な共同作業であるという要点を理解することです。そして、M＆Aを自分

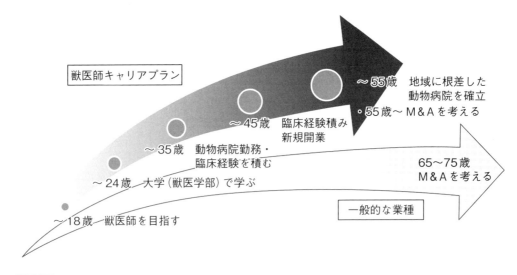

図2-6 動物病院と一般的な業種におけるM&A検討のタイミングの違い

事として捉えることが、M&Aを知る第一歩となります。経営者である以上、M&Aを活用する可能性があります。また、それによって目的を実現できるかもしれません。まずは自分事として捉え、正しく知ることが大切です。

②院長の年齢的なタイミング

　動物病院がM&Aを検討すべきタイミングとして、売り手となる院長の年齢に典型例はあるでしょうか？ 経営者に定年退職はないためケースバイケースではありますが、一般的な業種では、経営者が65〜75歳くらいのタイミングが典型例です。これに対し、動物病院の院長がM&Aを検討しはじめる年齢は少し若く、55〜65歳くらいで承継者を求めて相談に来ることが典型例となっています（図2-6）。

　なぜ一般的な業種より10歳も若いのでしょうか？ それはおそらく、獣医師の人生設計とかかわりがあると推察されます。一般論として、小動物臨床へ進む獣医師の人生設計とM&Aの検討に至るまでの流れは、**表2-4**で示したモデルケースが典型例となります。35〜45歳で独立開業し、動物病院経営を軌道に乗せるため、そして地域の飼い主の信頼に応えるために、臨床だけではなく経営全般に責任を持ち、激務をこなします。もちろん著しく進歩する獣医学の学習も欠かせません。一般的な業種に比べ、消耗度が激しい生活であることは否めません。そしてそのような生活を約20年間送ってきたころ、年齢的な問題から気力・体力に限界を感じ、M&Aによる承継を考えはじめる

第2章　動物病院とM＆A

表2-4　小動物臨床へ進む獣医師の人生設計（モデルケース）

年齢	トピック
～18歳	獣医師を志す
～24歳	獣医学部（獣医学科）で学び、国家試験に合格する
～35歳	動物病院に勤務して、経験を積む
～45歳	独立開業して臨床経験をさらに積み重ねる
～55歳	院長の努力と家族や従業員による支えにより、診療と経営に邁進する。経済的にも安定し、地域からの信頼も獲得し、地元に密着した動物病院のかたちを確立する
55歳～	今いる場所にとどまらず、さらに高い理想を追い求める。「動物の命をもっと救いたい」「飼い主の期待に応えたい」という思いから、新たな診療技術を学んだり、高度医療機器の導入など設備投資を活発に行ったりする。獣医師の採用や雇用、マネジメントなどにも自ら先頭に立って積極的に取り組む。しかし、臨床は激務であり、院長である限りは若手に任せきりにすることはできず、慢性的な人材不足に悩まされる。やがて年齢的な問題から気力・体力に限界を感じ、M＆Aによる動物病院の承継を考えるようになる

のではないかと推察しています。

　こうして院長が承継を検討しはじめたとき、まず声をかけるのは自分の動物病院に勤務している獣医師でしょう。その承継がうまくいけば理想的ではありますが、院長と勤務獣医師とでは経済的なギャップが大きいため、スムーズに承継できないことがあります。または、承継者候補となるような勤務獣医師がいない場合も多いでしょう。そうなれば、院長としては将来的に廃業を考えざるをえません。しかし、誰しも自分が立ち上げた事業には強い愛着がありますし、廃業せずに済む方法を模索します。そうしてM＆Aの具体的な検討が始まるのです。

　もちろん売り手がM＆Aを検討する理由は年齢だけに限らず、事業の拡大や存続を図る場合などもありますが、それらは「第3章　1－⑤　M＆Aを活用すべき場面」で述べます。

③動物病院のM＆Aは難しい？

　動物病院のM＆Aは、他業種に比べて簡単なのでしょうか？　それとも難しいのでしょうか？　M＆Aは案件ごとにさまざまですので、一概には言えませんが、動物病院にはそれなりの難しさがあることは事実です。

○買い手の経済的事情

　動物病院のM＆Aを難しくする要因の1つは、買い手の経済的事情です。ここでの買い手とは、新規開業を目指す若手獣医師を指しています。

　小動物臨床に進む獣医師の多くが将来の独立開業を希望しています。しかし、勤務獣

医師の給与は、その夢を十分に実現できるほど潤沢ではありません。勤務獣医師が一定の経験を積んだら独立開業したいと考えることは自然な流れですが、雇用者側からすると「ゆくゆくは辞めてしまう」ことを意味しますので、報酬水準が比較的低く抑えられがちになります。初任給は良くて350万円程度であり、他業種の大学・大学院卒の年収と比べて高い水準ではありません。また、10〜20年ほどの臨床経験を積み、副院長やそれと同等の立場として責任の重い業務を担当するようになったとしても、年収としては500〜800万円くらいの範囲が多く、1,000万円を超えることはまれです。

　つまり、勤務獣医師時代に多額の貯金をすることは期待しにくいのですが、M＆Aでは基本的に買取り金額を一括払いしなければならないため、経済的事情によって購入対象の動物病院が限定されてしまいます。

○売り手の希望金額と買い手の希望金額は一致する？
　M＆Aを成功させるためには、売り手の希望金額と買い手の希望金額が一致する必要がありますが、動物病院を新規開業したい若手獣医師と売却したい高齢獣医師との間の希望金額には、どれくらいの格差があるのでしょうか？

　新規開業を希望する若手獣医師の予算は、多くのケースで3,000〜5,000万円の範囲となります。私が受ける相談においてもこの価格帯での買取り希望が8割以上を占めます。

　それでは、売却を希望する高齢獣医師にとって、若手獣医師の予算である3,000〜5,000万円は納得できる金額なのでしょうか？

　売り手の希望金額は、年間売上額程度であることが多いのですが、年間売上額が3,000〜5,000万円の動物病院は全体の21.1％を占めています。1,000〜2,000万円が24.0％、2,000〜3,000万円が20.5％、5,000万円〜1億円が11.5％、1〜3億円が6.0％です。500〜1,000万円が9.5％、500万円未満が7.3％と小規模病院も多く存在します（図2-7）。データは2004年のものですので少し古いですが、さほど大きな変化はないでしょう。

　年間売上額5,000万円以下が全体の約8割を占め、3,000万円以下も約6割ですので、それらの動物病院がM＆Aに積極的であれば、需要と供給のバランスが何とかとれそうです。

○年間売上額5,000万円以下の売り手が少ない！
　しかし、年間売上額5,000万円以下の動物病院が、M＆Aによる売却を希望することは少ないのが実際です。私の経験でも、動物病院のM＆Aにおいて売り手の年間売上額が5,000万円以下であった事例は2割以下です。

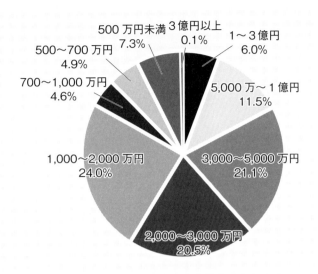

図2-7 動物病院の売上規模（年間売上額）別の割合
出典：総務省統計局データ、2004年

表2-5 年間売上額5,000万円以下の売り手が少ない理由

M＆Aを自分事として捉えていない	「動物病院を辞めるとき＝廃業」を当たり前のこととして選択している
大規模動物病院の分院が含まれている	分院のみのM＆Aはほとんどない
勤務獣医師に承継している	規模が小さいほど勤務獣医師は買取り可能

　年間売上額5,000万円以下が動物病院全体の約8割を占めているにもかかわらず、M＆Aの事例が少ないのは一体どうしてなのでしょうか？

　これには、いくつか理由が考えられます（**表2-5**）。先述した通り、動物病院の院長の多くがM＆Aを自分事として捉えていません。自分の動物病院がM＆Aの対象となって承継者を探すことができるとは考えもせず、「動物病院を辞めるとき＝廃業」を当たり前のこととして選択しています。廃業の前に専門家に相談すべきですが、残念ながら動物病院ではそれが実態であり、変えていかなければならない部分でしょう。

　他の理由として考えられるのは、年間売上額5,000万円以下の動物病院には、大規模動物病院の分院が多く含まれている可能性があるということです。分院のみのM＆Aはほとんどなく、買取り対象先となりません。

　さらには勤務獣医師に承継できた事例も多いでしょう。年間売上額2,000万円以下が全体の約40％を占めていますが、2,000万円程度の用意であれば勤務獣医師も十分可能です。勤務獣医師にスムーズに承継できるのであれば、わざわざ他の買い手を探す必要

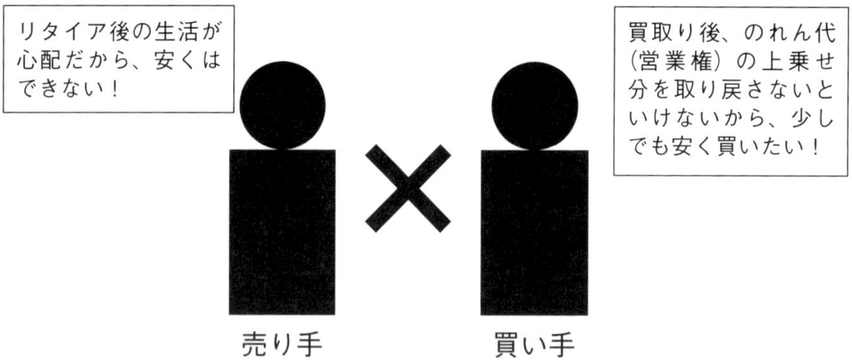

リタイア後の生活が
心配だから、安くは
できない！

買取り後、のれん代
（営業権）の上乗せ
分を取り戻さないと
いけないから、少し
でも安く買いたい！

売り手　　　　　　買い手

図2-8　売り手と買い手の利害対立

はありません。

　こういったさまざまな理由により、年間売上額5,000万円以下の動物病院のM＆A
は、売り手数が圧倒的に少なく、売り手と買い手のマッチングが難しくなりがちです。

○年間売上額5,000万円以下のM＆Aは利害対立が起こりやすい

　動物病院のM＆Aが成功しにくい理由は、マッチングの難しさだけではありません。
たとえ、売り手候補と買い手候補の当事者がいたとしても、売却金額の調整が非常に難
しいのです。

　年間売上額5,000万円以下の動物病院の場合、利益率が低いために、買い手からする
と割高に感じることが多くなります。買取り後、のれん代（営業権）の上乗せ分を取り
戻さないといけないため、年間売上額5,000万円以下の動物病院ならもう少し安く買い
たいと希望します。ところが、院長の方にもそうそう安くはできない事情があります。
動物病院の売却金額には、院長やその家族のリタイア後の生活がかかっているためで
す。そのような理由から両者の利害が対立しやすく（売却希望金額と買取り希望金額が
一致しにくいため）、M＆Aをまとめることが困難になりがちです（**図2-8**）。

○年間売上額が低いとM＆Aアドバイザーに依頼しにくい

　売り手と買い手の希望金額が一致しないケースでは、M＆Aアドバイザーが間に入っ
て調整する必要があります。しかし、売却金額が低ければ、M＆Aアドバイザーが得ら
れる報酬も非常に低くなりますので、専門家が仕事として関与することは現実的に難し
くなる側面もあります。

このように、動物病院のM＆Aにはいろいろな困難があることも事実です。こうした
ハードルを越えないとM＆Aを成功させることはできません。

④動物病院のM＆Aの具体例（買い手：新規開業獣医師）

ここでは新規開業を目指していた獣医師が買い手となった動物病院のM＆A事例を紹
介します。独立開業を目指す獣医師にも手が届きやすい年間売上額2,500万円以下の案
件です。年間売上額5,000万円以下のM＆Aは難しいと解説しましたが、もちろん成功
事例もあります。

・売り手

本件の売り手は、開院7年、代表者は40代半ばの女性獣医師でした。法人化はして
おらず、個人事業です。ご主人の転勤に伴って転居することになり、譲渡もしくは閉院
を検討されていました。譲渡金額にさほどこだわりはなく、相場通りで良いので、長く
続けていただける獣医師を紹介してほしいとの要望でした。その他の希望事項として従
業員（動物看護師2名）の雇用継続を望まれていました。年間売上額は2,400万円程
度、院長報酬は600万円程度、家賃は月額15万円。非常に清潔感のある外観・内装・
設備で、立地は大阪市の住宅地です。

・買い手

本件の買い手は30代前半で、大学卒業後に3つの動物病院で臨床経験を積んでこら
れました（臨床経験10年程度）。自己資金は1,200万円程度です。実家のある大阪市内
限定で開業を希望し、1年以内にM＆Aによって既存の動物病院を承継できなければ、
2,000万円程度の予算で新規開業を実現すると計画されていました。

・具体的な進捗

本件を買い手の獣医師に案内したところ、非常に前向きな反応だったことから、他の
候補先へ打診することなく、早期に譲渡先が決定しました。

・基本合意契約（譲渡スキーム、条件等）

スキームは事業譲渡を選択し、譲渡金額は1,600万円となりました（他にテナント保
証金150万円）。原則として従業員を引き継ぎ、動物病院名もそのまま継続使用するこ
とになりました。顧問契約を予定していた税理士のアドバイスにより、今後の事業展開
を考え、個人ではなく、新規に設立した法人にて譲り受けることとなりました。

・資金

　基本合意契約締結後、売り手が取引していた信用金庫にて1,500万円の新規開業融資を申し込み、満額を借り入れることができました。ほとんどの設備・機器はそのまま使用することができ、超音波検査装置のみ最新機種を導入しました（約400万円［期間5年］にてリース）。

・デューデリジェンス

　設備・医療機器等の資産について、取得日・取得金額等を現物確認し、一覧にした程度の簡易的な実施となりました。

・事業譲渡契約〜クロージング

　双方の意思疎通に問題はなく、大きな争点もなかったため、契約締結と同時にクロージング（決済）の運びとなりました。

・引き継ぎ関係

　役所関係の届け出などにかなり手間取ったようですが、売り手に知り合いの業者などを紹介いただけたとのことで、外部から見る限り非常にスムーズに引き継ぎが進んだように見受けられました。

・期間

　売り手から譲渡の相談を受けてから、最終譲渡契約締結まで約半年程度で完了しました。

・M＆A後

　引き継ぎ当初は、前年より売上額が少し下がったとのことでしたが、2年経過した時点において、近隣駐車場を借り受けて駐車場を増やす、トリミングを開始するなどの施策を実施し、譲り受け時より売上額が3割程度上がったとのことです。

⑤動物病院のM＆Aの具体例（買い手：動物病院）

　次に買い手が動物病院の事例を紹介します。この事例も買い手の希望金額として多い、年間売上額5,000万円以下の案件です。

・売り手

本件の売り手は、開院30年、代表者は60代前半の院長（以下、A院長）、年間売上額は前期2,800万円、今期見通しは3,300万円で、収支はトントンといったところです。院長の報酬は400〜900万円程度で、従業員は獣医師1名、動物看護師4名（パート含む）、不動産は院長の個人所有です。売却希望金額は応相談で、譲渡時期はなるべく早く（3ヶ月以内）という希望です。この動物病院は、政令指定都市の住宅街にあり、ピーク時には分院も展開して1億円以上の年間売上額がありましたが、分院は4年前に閉院しています。院長の体調不良を理由に休診日も増えてきており、新規の患者は減り、外科手術も断らざるを得ない状況が続いています。内装をリフォームしたばかりですが、勤務獣医師の採用も難しく、廃業も検討されていました。

・買い手

本件の買い手は、年間売上額が2億円程度で分院も1つ運営している法人です。代表者は30代後半で、獣医師5名、動物看護師・トリマー15名の従業員が在籍しています。予算は5,000万円程度で、それ以上必要な場合は金融機関から借り入れをする意向です。急ぎではないが分院の展開を検討しているため、良い案件があったら紹介してほしいとの依頼を以前から受けていました。

・売り手との面談

M＆Aアドバイザーが間に入ってM＆Aを進める場合、まずは売り手とM＆Aアドバイザーとの面談を行います。その面談では、私からA院長夫妻に、不動産譲渡ではなく事業譲渡の可能性があることも含めて大まかな見通しを伝えました。その上で、決算書を開示いただき、ノンネームシートと案件概要書を作成しました。

・買い手候補の抽出

M＆Aアドバイザーが関与する場合は、M＆Aアドバイザーが買い手候補を抽出して売り手に提案します。本件では、20件ほどの買い手候補を選んでリストを作成し、A院長に検討していただきました。A院長はそのリストから5件を選ばれましたので、その5件の買い手候補にノンネームシートを見せて、買取りを打診しました。そのうち、関心を持ったのは3件の買い手候補でした（買い手候補a、b、c）。ただ、買い手候補cは非常に若い獣医師で、「自己資金は少ないので分割払いにしてほしい。臨床経験が少ないので、承継したら勤務獣医師を雇用して儲けたい」という非常に安易な考え方であったため、A院長も難色を示され、断ることになりました。この時点で、買い手候補はaとbの2者に絞られました。そこで、ネームクリアを行い、買い手候補aと買い

手候補 b に案件概要書と詳細資料を渡しました。

・トップ面談

　売り手のA院長がとても急いでいたこともあり、早々にトップ面談を行いました。A院長の両候補に対する印象は「買い手候補 a、b とも非常に前向きで、好感が持てる」とのことでしたので、両候補から意向表明書を提出してもらい、検討することにしました。

・意向表明書の提出

　両候補から提出された意向表明書は以下のような内容でした。

―買い手候補 a の提案―
　・買取り金額…5,000 万円
　・提案スキーム…事業譲渡
　・不動産…買取り金額に含む
　・資金…自己資金 1,000 万円＋金融機関からの借り入れ
　・獣医師…買い手夫妻（2 名）
　・その他…現動物病院をいったん閉院して全面的に改装を行い、別の動物病院名による営業再開を希望。現院長はリタイアして、引き継ぎは不要。従業員の引き継ぎも行わない

―買い手候補 b の提案―
　・買取り金額…2,500 万円
　・提案スキーム…株式譲渡
　・不動産…賃貸借希望
　・獣医師…2 名（うち 1 名はパート）
　・その他…動物病院名は引き継ぎ、1 年後にトリミングサロンを併設したい。現院長が希望するのであれば、引き継ぎ終了後に名誉院長として残留していただくことも可能（報酬などの条件は別途協議）。従業員は引き継ぎを希望

　買い手候補 a の提案は、現動物病院からの引き継ぎがほとんどなく、動物病院を完全に刷新する内容でした。一方、買い手候補 b の提案は、現動物病院から引き継げるものは引き継ごうという対照的な内容でした。

・Ｍ＆Ａアドバイザーの見解と提案

　両候補からの提案について、Ａ院長は買い手候補ｂの提案に関心を持たれていました。一方、奥様は買い手候補ａの提案が良いのではないかという意見でした。そこで、私の見解を示し、いくつかの提案を行いました。

―買い手候補ａの提案について―

　買取り金額が大きいこともあり、金額的な調整などが行えるのであれば、非常に良い提案だと思う。ただし、不動産仲介料や税金、Ｍ＆Ａアドバイザーの手数料などがかかってくるため、買取り金額から期待されるほどには手元に代金が残らない可能性がある。実施を決定する前に顧問税理士に相談し、手取り額を計算することをお勧めする。

―買い手候補ｂの提案について―

　買取り金額は低く見えるかもしれないが、不動産価格は含まれていないし、不動産を賃貸にするため、Ｍ＆Ａ後も継続的な収入を見込める。また、役員退職金や法人に対する貸付金を返済してもらう方法などにより、税金の軽減も可能。従業員の雇用も守られ、動物病院をそのままのかたちで引き継いでもらえる点もメリット。現在の動物病院を評価してくれていることなども加味して検討すると良い。

　Ａ院長夫妻は両候補からの提案の間で悩まれましたが、最終的には買い手候補ｂの提案を採用されました。

・基本合意の締結

　買い手候補ａには断りの連絡を、買い手候補ｂには先の段階へ進めたい旨の連絡を入れ、基本合意を締結する段階に進みました。追加資料の提出や質疑応答などによって協議を進め、買取り金額の目途を3,000万円として基本合意を締結しました。

・デューデリジェンスの実施

　基本合意締結の次はデューデリジェンスです。本件でもデューデリジェンスを強く勧め、実施しました。代表的なデューデリジェンスは財務ＤＤと法務ＤＤですが、本件では規模が大きくないことや権利関係が複雑でないことなどもあり、法務ＤＤは行わず、財務ＤＤのみ実施しました。売り手の動物病院は帳簿がきちんと記録されていたうえ、顧問税理士の協力もあり、非常にスムーズにデューデリジェンスが進みました。決算書などの財務諸表のなかでも貸借対照表の譲渡資産の監査を中心に行い、現地調査は１日のみの最小限度にとどめることができました。デューデリジェンスにより提出され

た調査報告書を見ると、特に問題となる事情もなく、安心して取引できることが明らかになりました。

　そのため、Ａ院長と買い手候補ｂに対し最終譲渡契約に進むことを提案しました。

○デューデリジェンスを行わない問題点

　本件は比較的小規模のＭ＆Ａでしたが、デューデリジェンスが重要なポイントにおいては、しっかりと行われました。デューデリジェンスによって特に大きなリスクは発見されませんでしたが、何も問題がなかったのであれば無駄な作業だったのでしょうか？答えは当然、否です。動物を検査して何も異常が見つからなかったとしても、その検査は決して無駄ではないのと同じです。または、デューデリジェンスは保険のようなもので、デューデリジェンスによって安心を買っていると考えるべきです。

　しかし、デューデリジェンスを重視しない買い手が多いのが事実です。当事者のみならず、Ｍ＆Ａアドバイザーであってもデューデリジェンスの重要性を認識していないことがあります。しかし、本書では繰り返し述べていますが、デューデリジェンスを実施しないことで、Ｍ＆Ａの後に思わぬリスクを負うおそれがあるため、欠かすことはできません。デューデリジェンスを省略して良いといった考えのＭ＆Ａアドバイザーには依頼すべきではありません。

　さらに本件では、デューデリジェンスに副次的な効果もありました。買い手は買取り金額の一部について金融機関から融資を受けたのですが、融資を申請する際にデューデリジェンスの調査報告書を添えて提出したところ、支店長が挨拶に来るほど金融機関の信頼を得ることができ、とても有利な条件で融資が実行されたということでした。「問題がないというデューデリジェンスの調査報告書」にも価値がある好例です。

　デューデリジェンスはＭ＆Ａを進める際には、必ず頭に入れておくべき重要事項と言えます。デューデリジェンスについては「第３章　②－２　デューデリジェンスの種類と関与する専門家」でさらに解説を深めます。

・株式譲渡契約締結～クロージング

　本件のスキームは、買い手候補ｂの当初の提案通り、株式譲渡で進めることとなりました。最終譲渡契約書は株式譲渡契約書のかたちになります。株式譲渡契約書を作成する際、１つ争点となったのは現院長の引き継ぎ後の処遇でした。Ｍ＆Ａ後、Ａ院長が代表取締役を退任して、名誉院長として名前だけを残すのか、それとも実際に診療にあたるのかについて、両者に考えの違いがあったためです。私が仲介に入って調整を行った結果、結論として、引き継ぎ完了後にはＡ院長は完全にリタイアし、名誉院長として名前だけを残すこととなりました。

第2章　動物病院とM&A

　本件では、A院長が急いでいたこともあり、株式譲渡契約の締結とクロージングを同時に行いました。さらに、M&A後、A院長は買い手に対し不動産を賃貸するかたちになりますので、その不動産賃貸借契約についても、株式譲渡契約の締結と同時に行いました。そのため、クロージングの場に不動産仲介業者にも来てもらう必要がありました。つまり同じ日に、株式譲渡契約締結、クロージング（引き渡しと代金支払い）、不動産賃貸借契約の3つを行うという、かなりの過密スケジュールになったのです。クロージングは、本件で融資元となった金融機関の応接室で行いました。

○本件でかかった時間
　本件では、私がM&AアドバイザーとしてA院長に初めて面談してから、約2ヶ月ですべての手続きが完了するという非常にスピーディーなものでした。

○M&A後
　A院長はM&Aに取り組みはじめた当初から「リタイア後は夫婦で北海道を旅行したい」と話されていましたが、譲渡後3ヶ月が経ったころに実現できたという連絡をいただきました。
　買い手はというと、「経営は非常に好調で、今期は年間売上額5,000万円程度、来期目標は6,000万円程度」と予想以上に順調に推移しています。さらには「次の案件も紹介いただきたいが、まずは獣医師を採用し、体制を固めたい」と前向きな意向もありますので、再びM&Aをサポートすることがあるかもしれません。

83

| Column | **米国におけるペット関連産業とＭ＆Ａの最新動向** |

「第2章 1-③ 米国の最大手動物病院のM＆A事例から学べること」では、マースによるVCA の買収事例を紹介しましたが、米国ではペット関連産業において非常に活発にM＆Aが行われているようです。

―ペット版 Airbnb サービス（宿泊施設のマッチングサイト）―

　ペットを預けたい人とペットを預かる人を仲介するサービス（ペット版 Airbnb サービス）が注目されています。たとえば、旅行などで愛犬をペットホテルに預ける場合、既存のサービスではケージなどの狭い場所に入れられますが、それに抵抗を感じる人はたくさんいます。ペット版 Airbnb サービスは、比較的安価に利用できる上、十分な愛情をもって面倒をみてくれる人を探せることが人気となり、市場は拡大しているようです。そのような新サービスを展開している企業間でM＆Aが行われました。未公開企業同士のため金額等の詳細は不明ですが、ペットシッター手配アプリ事業等を運営する Rover.com が DogVacay を買収したとのことです。両社は同業のため、業容の拡大や経営の合理化を図り、企業価値を高めていくことが狙いではないかと思われます。

―ペットに関する悩み相談サイト―

　PetCoach は獣医師やトレーナーといった専門家にペットの悩みを無料で相談できるサイトで有名ですが、ペットショップ大手の Petco 傘下になったようです。

―ペットの里親募集サイト―

　AllPaws はペットの里親募集サイトで有名ですが、大手ペット用品チェーンの PetSmart 傘下になったようです。

　大企業が新しいサービスによって成長してきたベンチャー企業を買収する事例や、ベンチャー企業がシナジー効果を狙える他の企業を買収していって急速な成長を図る事例など、米国のペット関連産業においてはさまざまな形態のM＆Aが引き続き活発に行われるでしょう。

第3章

Ｍ＆Ａを進める際に
押さえておくべき知識と
ポイント

1　Ｍ＆Ａの対象先とスキームの種類

2　Ｍ＆Ａに関与する専門家

3　Ｍ＆Ａ成功のポイント

1

M＆Aの対象先と
スキームの種類

　第1章と第2章では、動物病院経営者がM＆Aを検討する際に知っておきたいポイントにフォーカスして解説してきましたが、第3章では話題の幅をもう少し広げ、M＆Aについての知識を深めていきます。

　大企業が行っているイメージが強いM＆Aですが、実は中小・小規模企業でもメリットが大きいということはこれまでも繰り返し述べてきました。それでは、中小・小規模企業とはどの程度の規模の企業のことを指し、実際に中小・小規模企業でどれくらいM＆Aが行われているのでしょうか？

①中小・小規模企業のM＆Aはどれくらい行われている？

○そもそも中小・小規模企業とは？

　中小企業、小規模企業という言葉を使うことはあっても、具体的にどの程度の規模の企業がそれらに該当するのか、あまり正確には知られていません。中小企業基本法では、中小企業および小規模企業は**表3-1**のように定義されています。動物病院の場合、多くが小規模企業に該当するのではないでしょうか。

○中小・小規模企業でM＆Aがどれくらい行われているか

　さて、日本の中小・小規模企業でM＆Aがどの程度行われているのかが問題です。中小・小規模企業のM＆Aは公開されないためデータの蓄積がなく、正確な数値はわかりません。ただし、上場企業など規模の大きなM＆Aのデータは公開されており、年間

| 表3-1 | 中小企業・小規模企業の定義 |

○中小企業

業種	従業員数、資本金
製造業・その他	300 人以下または3億円以下
卸売業	100 人以下または1億円以下
小売業	50 人以下または 5,000 万円以下
サービス業	100 人以下または 5,000 万円以下

○小規模企業

業種	従業員数
製造業・その他	20 人以下
商業・サービス業	5 人以下

2,000 件程度の成約件数で推移していることがわかっていますので、それを参考に推計することは可能です。

　日本の企業のうち約 99.7％は中小企業であり、うち 85.1％は小規模企業だと言われています（出典：2016 年版中小企業白書）。その数値に照らし合わせて考えると、中小・小規模企業が積極的にM＆Aを活用しているとは言いがたい現状であっても、少なく見積もって年間1万件超のM＆Aが中小・小規模企業でも行われていると推計されます。中小・小規模企業のM＆Aは、件数としては圧倒的に多くなりますが、それでも上場企業に比べると実施率は極めて低いと言えるでしょう。

○中小・小規模企業でM＆Aが活用されにくい理由

　中小・小規模企業がM＆Aに積極的に取り組んでいないのは、自らがM＆Aの対象になることを認識していないことや、M＆Aによって得られるメリットを正しく理解していないことが要因となっています。繰り返し述べてきましたが、M＆Aを自分事として捉える意識改革が必要でしょう。

　また、地域間の格差もあります。M＆Aは大都市部では非常に盛んですが、地方ではあまり行われていません。したがって、M＆Aアドバイザーも大都市部にエリア特化した会社が多くなっています。M＆Aアドバイザー側の問題として、需要のある大都市部や高額報酬を得られる大規模案件にばかり注力し、地方の中小・小規模企業の案件にはあまり積極的に取り組んでいないことがあり、それも地域間格差の原因の1つかもしれません。M＆Aの潜在的ニーズを掘り起こすためには、地方でも積極的に活動するM＆Aアドバイザーが増える必要があると考えています。

表3-2 取引金額別：さまざまなM＆Aアドバイザー

取引金額が100億円以上の案件	ファンドや投資銀行、証券会社や銀行など
取引金額が10～100億円の案件	監査法人や大手コンサルティング会社のM＆A部門など
取引金額が1～10億円の案件	M＆Aアドバイザー、会計事務所など
取引金額が1億円以下の案件	小規模案件もサポートしているM＆Aアドバイザー、会計事務所など

②M＆Aのサポートを誰に依頼すべきか

　M＆Aアドバイザーの役割の重要性については繰り返し述べてきましたが、M＆Aアドバイザーにもさまざまなプレーヤーが存在し、取引金額の規模に応じて異なってきます（**表3-2**）。

　取引金額が100億円以上の案件は、主にファンドや投資銀行、大手の証券会社や銀行などがM＆Aの仲介やアドバイスを行います。

　取引金額が10～100億円の案件は、M＆Aでは中型案件ですが、監査法人や大手コンサルティング会社のM＆A部門などが主要なプレーヤーになります。

　取引金額が1～10億円の案件、動物病院のM＆Aもこの範囲に該当することがありますが、M＆Aのサポートを専門業務とするM＆Aアドバイザーや地元の会計事務所などがプレーヤーになります。

　取引金額が1億円以下の案件、動物病院ではこれに該当する案件が多くなります。規模が小さいため、M＆Aアドバイザーによってはサポートを行わないこともありますが、積極的に取り組むM＆Aアドバイザーも存在するため、そのような専門家を探す必要があります。また、地元の会計事務所などでも、M＆Aのサポートを引き受けてくれる可能性があります。

③M＆Aのさまざまなスキーム

　ここでは視点を変えて、M＆Aのスキームに注目していきます。

　動物病院がM＆Aを行う場合、ほとんどのケースが株式譲渡もしくは事業譲渡の形式をとりますが、M＆Aには他にも多くのスキームがあります。動物病院のM＆Aでも、案件によっては、株式譲渡や事業譲渡以外のスキームで実行されるケースもありますので、さまざまなスキームの特徴を理解しておくとよいでしょう。なお、株式譲渡と事業譲渡については「第1章　3-⑥　動物病院のM＆Aで利用されるスキーム」でふれましたが、ここではさらに解説を深めます。

表3-3	株式譲渡のメリット・デメリット
メリット	売り手は現金を手にすることができる
	株式譲渡益に対する税率は約20％（非公開企業の場合）と税率が低く、税引き後の手取金額が多くなる
	手続きが簡便。株主総会や債権者保護のための手続きも不要（取締役会決議が必要なケースはある）
	行政上の許認可などを引き継ぐことができる
デメリット	売り手に簿外債務や債務保証、未払債務など好ましくない資産や負債がある場合にも、引き継ぎの対象になってしまう
	売り手と買い手が別法人であるため、グループとして融合しにくく、シナジー効果の発揮が遅くなる

・株式譲渡

　株式譲渡はM＆Aにおいて最も代表的なスキームです。売り手が株式発行企業（株式会社や特例有限会社）のケースでしか実施できませんが、株主が変わるだけですべての資産や負債、取引上の契約などを引き継ぐことができますし、売り手は株式を売却して、現金収入を得ることができます。

　株式譲渡のメリットとデメリットを**表3-3**にまとめます。

○何％の株式を取得すべきか？

　株式譲渡によるスキームを利用するときには、何％の株式を取得するかが問題です。株式は企業の経営権を細分化したものなので、一部のみを売却することも可能だからです。株式の一部の譲渡を受けた場合には、前経営者と新経営者の共同経営になります。

　株式の保有比率によって株主の権利内容が異なります。2分の1以上の株式を取得していたら、株式会社の普通決議で意向を通すことができますし、3分の2以上の株式を取得していたら、特別決議において意向を通すことができます。たとえば、会社の定款変更や重要事項の決定、組織再編などがこれに該当します。4分の3以上を取得していたら、特殊決議においても意向を通すことができます。

　M＆Aで株式譲渡を行う場合、基本的には100％の株式取得を目指すべきです。特に、中小・小規模企業で株式を分掌すると、お互いの意見が対立して企業経営が滞ることがありますし、3％や5％などの少数の株式を残した場合でも、少数株主に認められる権利（少数株主権：たとえば帳簿の閲覧や取締役の解任請求、総会収集権など）があるため、それらを行使されると紛争が起こる余地が生じるためです。

表3-4	合併のメリット・デメリット

メリット	通常、合併の対価は株式となるため、買い手は現金を用意する必要がない
	手続きはさほど複雑にならない
	売り手と買い手が1つの企業になるため、統合による効果が早く現出しやすい
デメリット	売り手と買い手が1つの企業となるため、企業風土や文化の違いから摩擦が起こりやすい
	対価になる株式が非公開の場合、現金化が困難になってしまう
	売り手に簿外債務や債務保証、未払債務など好ましくない資産や負債がある場合にも、引き継ぎの対象になってしまう

○チェンジオブコントロール条項について

　株式譲渡を行う場合、チェンジオブコントロール条項に注意が必要です。チェンジオブコントロール条項とは、取引先との基本契約書や賃貸借契約書に入っていることが多い条項で、「企業の株主構成が大幅に変更された場合には、契約を解除することができる」というものです。チェンジオブコントロール条項がついているときに、不用意に株式譲渡を実施すると、契約の相手先から解除されてしまい、営業の継続が困難になるおそれがあります。チェンジオブコントロール条項が入っている契約を締結している場合には、M&Aに先駆けて、売り手が契約相手に対し、経営者の引き継ぎを認めてくれるように事前交渉しておくことが必要です。

・合併

　合併は売り手の企業が買い手の企業全体を吸収してしまう方法です。大規模の企業間で行われることが多い方法で、買い手企業が消滅することが前提となりますが、企業が2つとも消滅して、新たな企業を設立することもあります。

　1つの企業が別の企業を吸収する方法を吸収合併、企業を新設する方法を新設合併と言います。吸収合併の際には、売り手企業の株主が、買い手企業の株式を取得することになりますが、現金で支払いが行われることもあります。新設合併の際には、消滅する2つの企業の株主に対し、新会社の株式が割り当てられます。

　合併のメリットとデメリットを**表3-4**にまとめます。

・事業譲渡

　事業譲渡は株式を利用しないM&Aの方法です。取引の対象になるのは、対象先の事業そのものだからです。動物病院のM&Aでも非常によく利用される方法です。事業譲渡も株式譲渡と同様に一部のみの譲渡が可能ですが、株式譲渡の一部譲渡と事業譲渡の

第3章　Ｍ＆Ａを進める際に押さえておくべき知識とポイント

表3-5　事業譲渡のメリット・デメリット

メリット	売り手は自分の都合に合わせ、売りたい事業だけを売却することができる
	買い手は事業だけを買収するため、簿外債務や債務保証、未払債務など好ましくない資産や負債を引き継ぐリスクが抑えられる
	買い手は、必要な事業のみを選んで引き継ぐことができる
デメリット	買い手が個別に対象資産を選ばないといけないため煩雑になる
	契約の更改などの必要があり、手続きが煩雑
	売却代金が法人に支払われるので、売り手の経営者は現金を取得することができない
	従業員の引き継ぎをする場合、個別の同意が必要になる
	行政上の許認可などを取り直す必要がある
	個別の資産譲渡の形式をとるため、税金が高額になる

一部譲渡では、まったく意味が異なります。

　株式譲渡の場合、経営権全体を割合的に譲渡することになります。たとえば、不動産業と飲食業を行っている企業の株式を、50％分譲渡したときには、前経営者と新経営者は不動産業と飲食業について、それぞれ50％の権利を持ちます。どちらについても完全な権利はありませんが、どちらについても関与できるということです。

　これに対し、事業譲渡の場合には事業そのものを譲渡するため、割合的な分掌にはなりません。たとえば、不動産業と飲食業を行っている企業が、飲食業のみを事業譲渡した場合、前経営者は不動産業のみを営む企業の経営者となり、飲食業については関与しないこととなります。新経営者は、飲食店については事業を取得し、不動産業については何らの権利も義務もないこととなります。

　株式譲渡と事業譲渡はどちらも一部譲渡ができ、柔軟な対応が可能なのですが、選択すべきケースや場面はまったく異なってきます。自身のケースではどのような方法が最も適しているのか、最適なスキームを選択することが重要です。

　事業譲渡のメリットとデメリットを**表3-5**にまとめます。

○事業譲渡はデメリットが大きい？

　事業譲渡のメリットとデメリットを比べると、事業譲渡ではデメリットが大きいようにも見えます。それなのに、どうして事業譲渡を選択するケースが多いのか？　と不思議に思うかもしれません。それは、事業譲渡には、簿外債務など引き継ぎたくない負債を引き継がないという大きなメリットがあるためです。Ｍ＆Ａにはいろいろな手法がありますが、そのほとんどは株式を利用するため、債務の引き継ぎが不要な方法は少ないのです。

91

表3-6 株式交換のメリット・デメリット

メリット	株式の交付によって支払いができるため、買い手が現金を用意する必要がない。自己資金がなくてもM＆Aが可能
	将来性が高い企業の株式が対価として交付される場合、売り手は値上がり益を得られる可能性がある
デメリット	非公開株式の場合には、現金化が困難で、実質的に無価値になってしまうおそれがある
	買い手企業の経営に関心がない場合、売り手がその株式を取得するメリットは少ない

　事業譲渡は、経営権ではなく個別の資産を対象にするため、債務の引き継ぎがありません。債務を引き継がないということは、M＆Aで必須の手続きであるデューデリジェンスの負担を小さくできるということも意味します。デューデリジェンスは時間・手間・費用が非常にかかる手続きですが、事業譲渡ならその負担を軽くできますので、売り手にも買い手にもメリットと言えるでしょう。

　特に小規模のM＆Aでは、更改が必要な契約や再取得が必要な許認可の数なども少ないため、さほど大きなデメリットとはならず、簿外債務を引き継がないというメリットの方が大きくなりやすいと言えます。こうしたことから、動物病院などの小規模のM＆Aでは、事業譲渡が頻繁に選択されます。大規模なM＆Aの事例では、事業譲渡はほとんど利用されないため、「マイナーな方法なのでは？」と不安に感じるかもしれませんが、そのような心配はまったく必要ありません。

・株式交換

　株式交換は、動物病院のM＆Aで選択されることが少ないスキームです。株式交換は、買い手企業が売り手企業の株主から株式を受取り、その対価として株式を渡す方法です。株式譲渡の場合には、株式を渡して現金を支払ってもらいますが、株式交換の場合には、現金ではなく株式によって支払いが行われます。買い手に手持ち資金がなく、株式であれば交付できる場合で、かつ売り手も買い手企業の株式に価値を見いだしているケースでは、利用価値があります。ただ、株式は現金のように価値が一律ではないため、相手からどのような株式を交付されるのかが非常に重要となりますし、株式の適正な評価も必要となります。たとえば、買い手から提示された株式が非公開株式の場合、受け取っても現金化が困難なケースがありますし、将来性のない企業の株式には価値がありません。株式の評価が適正にできていない場合には、正当な対価の支払いを受けられなくなるおそれもあります。

　株式交換のメリットとデメリットを**表3-6**にまとめます。株式交換が向いている

第3章　M＆Aを進める際に押さえておくべき知識とポイント

表3-7　新株発行のメリット・デメリット

メリット	100％の株式を取得するとき（株式譲渡）ほどには資金が必要にならない
	買い手が払い込んだ代金は、買い取った企業の事業資金として利用されるので、買い手にとって有用に活用される
デメリット	売却代金が法人に支払われるので、売り手の経営者は現金を取得することができない
	買い手は100％の株式を取得することができない
	新株発行の価格が適正かどうか問題になりやすい

ケースはかなり限定されます。動物病院で行われる通常のM＆Aで選択する必要性はほとんどないでしょう。私が関与した動物病院のM＆Aの案件においても、株式交換のスキームによる提案を受けたことがありますが、問題が多いと感じたため、クライアントにその旨を説明してお断りしました。

○非公開株式を対価とする問題

　非公開株式を対価として株式交換をするときには、特に注意が必要です。株式交換の場合、非公開株式であっても評価額だけは相当高額になる場合があるため、買い手の希望取引金額だけを見ると、見かけの金額が高額になり、売り手の関心を誘ってしまいます。ただ、実際には非公開株式では現金化の道がかなり限定されるので、現実的な選択肢は持ち続けるしかありません。また、評価が適正に行われておらず、実際にはさほど高い金額で売れないこともありますし、企業の経営状態が悪化して株式価値が下がってしまうリスクがあります。株式交換後、誰かが確実にその株式を買い取ってくれるような場合か、相手企業の経営に直接参画していきたい場合以外ではお勧めしません。

・新株発行

　新株発行は、売り手企業が新規に株式を発行し、買い手企業がその株式を引き受ける方法です。このとき、買い手企業が過半数の株式を取得することで経営権を取得します。ただし、新株発行の方法では、買い手企業は100％の株式を取得することができず、前経営者にも権利が残ることに注意が必要です。新株発行によって前経営者の力は薄まりますが、なくなるわけではないのです。株式譲渡において、一部の譲渡を受けたのと同じ状態になると考えるとわかりやすいでしょう。完全に経営権を取得したいのであれば、新株発行ではなく100％の株式譲渡を目指すべきです。

　新株発行のメリットとデメリットを**表3-7**にまとめます。

○前経営者のリタイアには向かない

　新株発行を行うとき、前経営者がリタイアすることは予定されていません。新株発行では、買い手は100％の株式を保有することがなく、必ず前経営者と割合的に保有することになります。つまり、前経営者も経営に参画しなければならないことを意味します。新株発行は前経営者がリタイアするための選択ではなく、資金を集めて事業を拡大したり、苦しくなった事業を救済したりすることが目的になります。新株発行後は、払い込まれた資金を利用して、新経営者と前経営者が協力して企業を経営していくことになります。

　また、代金の支払先についても注意が必要です。新株発行における代金の支払先は、前経営者（個人）ではなく対象企業（法人）となります。前経営者は、現金を直接的に取得することができません。新株発行のスキームで得られた代金によって、リタイア後に悠々自適の生活を送るというわけにはいきませんから、一般的な動物病院のM＆Aでは、新株発行はあまり選択されません。

・**会社分割**

　会社分割は、株式譲渡と事業譲渡の中間的な性質を持つスキームです。会社分割をするときには、まずは売り手の事業の一部を切り出します。同時に新会社を設立するか、既存の休眠会社などを利用して、その切り出した事業を承継させます。その上で、新会社（または休眠会社）が株式を発行して買い手企業が引き受けるか、発行済株式を買い手企業が取得します。このことにより、買い手企業は、対象事業を行う新会社の経営者となることができます。

　これまで紹介してきたスキームでは、当事者は売り手と買い手の2者でした。それに対し、会社分割では当事者が3者（売り手、買い手、新会社）になるため、関係が複雑になります。法律の専門的知識が必要となるため、弁護士等の関与なくしては特に難しいスキームです。

　会社分割のメリットとデメリットを**表3- 8**にまとめます。

　会社分割を選択する場合、事業譲渡と同じように、特定の事業のみを切り出して取引できる点は大きなメリットです。また、事業譲渡とは異なり、包括承継となるため、契約更改や行政上の許認可の取り直しは原則不要となり、事業譲渡のデメリットを克服することができます。新会社を利用するため、旧会社の株式を直接譲渡するケースより、簿外債務引き継ぎのリスクも下げることが可能です。

　ただし、手続きが非常に複雑であることから時間はかかります。一般の動物病院のM＆Aで会社分割のスキームが必要になることはまずありません。しかし、将来、動物病院の業界再編が進み、大規模なM＆Aが実行される時代になれば、こういった手法が身

表3-8 会社分割のメリット・デメリット

メリット	事業譲渡とは異なり、包括承継なので、契約の更改や行政上の許認可の取り直しなどは不要（ただし、一部例外となる事案もあるので、要確認）
	従業員の引き継ぎをする場合、個別の同意をとる必要がない
	買い手は希望する事業のみを切り出して取得することができる
	売り手は不要な事業のみを切り出して売却することができる
デメリット	法的な手続きが非常に複雑で、時間がかかる

近になってくるかもしれません。

④選択すべきスキームは？

M&Aのスキームはさまざまですが、選択すべきスキームは目的やケースごとに異なってきます。では、自身に最適なスキームをどのような基準で選んだら良いのでしょうか？ ここでは着目すべきポイントを考察していきます。

○買い手は経営権を取得したいのか？ 業務提携したいのか？

まずは、買い手の目的によって区別できます。M&Aで企業を買収するときには、対象先の経営権を完全に取得したいケースと、業務提携して前経営者と共同で事業を発展させていきたいケースがあります。

経営権を取得したいのであれば、株式譲渡や事業譲渡により100％かそれに近い割合の株式や資産を取得すべきです。一方、業務提携したいのであれば株式交換や新株発行などのスキームを選択することも視野に入ってきます。株式譲渡であっても、株式の取得率が50％やそれ以下になると、経営権の取得ではなく業務提携の色彩が強まってきます（**図3-1**）。

業務提携の場合であっても、株式の比率が3分の1以下になってしまうと、株主総会の特別決議を否決することもできなくなるため、提携関係に緊張感がなくなります。株式譲渡や新株発行、株式交換などで株式を共同で持ち合う場合には、対象先の議決権付き株式のうち、3分の1以上を目安に取得すると良いでしょう。

○2つの企業を1つにまとめるのか？ 併存させるのか？

M&Aには、2つの企業を1つにまとめるスキーム（合併など）と、2つの企業を併存させるスキーム（株式譲渡、株式交換、新株発行など）がありますが、対象企業とスピーディーに連携したいのか？ 時間をかけて良いのか？ が問題です。

95

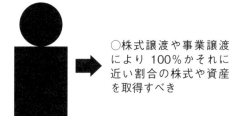 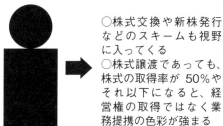

図3-1 買い手は経営権を取得したいのか？ 業務提携したいのか？

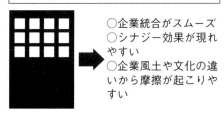 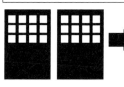

図3-2 2つの企業を1つにまとめるのか？ 併存させるのか？

　1つにまとめるM&Aのスキームを選択すると企業統合がスムーズに行え、連携関係を築きやすくなります。企業統合がスムーズなほどシナジー効果も現れやすく、早期に投資回収できる可能性が高くなります。一方、2つの企業を併存させるスキームでは、連携関係の構築およびシナジー効果の発現には時間がかかります。

　M&A後の摩擦のリスクについても考えておく必要があります。2つの企業を1つにまとめるスキームでは、早期にシナジー効果が現れやすいというメリットはあるものの、企業風土や文化の違いから摩擦が起こりやすいというデメリットもあるからです。強い摩擦が心配されるケースでは、2つの企業を併存させるスキームを選択すべきです（図3-2）。

　このように、連携と摩擦は表裏一体です。早期にシナジー効果を狙いたいのか、しばらくは対象先の経営方針を維持するのか、ケースに応じて適切なスキームを選択しましょう。

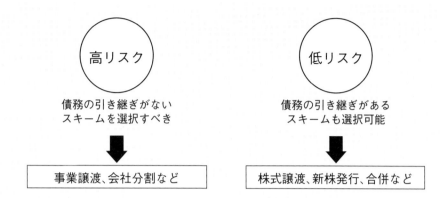

図3-3 売り手の財務状況は？ リスクが高い？

○売り手の財務状況は？ リスクが高い？

　売り手の財務状況をどの程度信頼できるかも重要な検討要素です。信頼できない場合や財務状況が不安な場合には、債務の引き継ぎがない事業譲渡や、債務の引き継ぎリスクを軽減しやすい会社分割を利用すべきです。

　一方、売り手の財務状況が信頼でき、デューデリジェンスのコストなどを抑えたい場合には、株式譲渡や新株発行など株式を利用するスキームを選択しても良いですし、合併を選択することも可能です（**図3-3**）。

○買い手の資金力

　M＆Aでは当然、買い手の資金力は重要です。潤沢に資金があり、一括で現金決済できる場合にはどのようなスキームも選択できますが、資金力がなく、融資を受けるにも限度があるという場合、選択できるスキームは限られてきます。

　買い手の資金力が低い場合、分割払いの他に、理論上は、現金ではなく株式で支払いできるスキームを検討することとなります。たとえば株式交換や合併、会社分割なら対価を株式とすることが可能なため、買い手が現金を用意する必要がありません。

○売り手の経営者が現金の受け取りを希望するか？

　M＆Aのスキームによって、誰に代金を支払うのかが異なってきます。具体的には、個人（株式の所有者：売り手の経営者）に支払うのか、法人（事業の所有者：企業）に支払うのかに分かれます。売り手の経営者が現金を受け取りたいのであれば、個人が契約当事者になるスキームを選択する必要がありますし、そのこだわりがなければ、法人が当事者となるスキームを選択してもかまいません。

株式譲渡、株式交換など	事業譲渡、新株発行、会社分割など
個人 （株式の所有者：売り手の経営者）	法人 （事業の所有者：企業）

図3-4 代金の支払い先は？

　売り手の経営者個人が契約当事者になるスキームは、株式譲渡や株式交換です。一方、事業譲渡や新株発行、会社分割などの場合には、契約当事者は法人になりますので、前経営者が直接現金を受け取ることはできません（図3-4）。また、株式交換では売り手の経営者個人が契約当事者になりますが、支払われる対価が株式ですので、やはり直接現金を受け取ることはできません。

○売り手は会社に残りたいのか？ リタイアしたいのか？
　売り手が経営に残りたいのか、リタイアしたいのかという点からもM＆Aのスキームを検討することができます。この場合の「会社に残る」とは、将来のリタイアを見越して引き継ぎをするという意味合いではなく、新経営者と連携してより積極的に経営に関与していくことを意味します。
　売り手が会社に残りたい場合には、譲渡比率を落として株式譲渡または株式交換を行うか、新株発行を選択することが勧められます。一方、売り手がリタイアしたいのであれば、株式譲渡で譲渡比率を100％に近づけるスキームや事業譲渡で全部譲渡するスキームを利用すると、売り手の経営者は経営権を失うため、リタイアを実現することができます（図3-5）。
　なお、経営権を譲渡する場合であっても、名誉職として名前を残すことは話し合いによって可能です。その可能性や残留する場合の報酬、当然ながら条件については、買い手との交渉が必要になってくるところです。

⑤M＆Aを活用すべき場面

　M＆Aは非常に可能性に溢れた手法ですが、具体的にどのような場面で活用を検討すべきなのでしょうか？ M＆Aを活用すべき場面や目的は、買い手が積極的に事業の拡大を目指す場合、複数の企業が連携して成長を目指す場合、売り手が事業の継続や存続

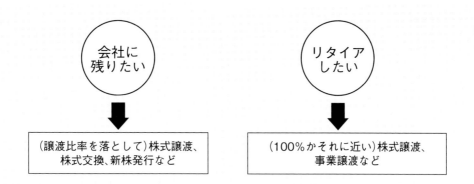

図3-5 売り手は経営に残りたいのか？ リタイアしたいのか？

を図る場合など状況によってさまざまです（図3-6）。

・商品やサービスを拡充したい

　まず、企業が事業領域を拡大し、商品やサービス内容を拡充したいケースが考えられます。自社で1から商品開発したり、営業範囲を広げたりするのには時間も労力もかかりますが、M&Aを活用すると、対象先が保有するノウハウによって一気に拡大を実現し、企業を成長させることが可能です。

・新規分野へ進出したい

　企業が新規分野に進出したいとき、本来であれば自社でその方法を模索しながら開拓していかなければなりません。もちろん新規分野＝知らない分野ですから、リスクも高くなります。既にその分野で成功している企業を買収すれば、極めて効率的にリスクを抑えながら目的を実現することができます。

・シェアを拡大したい

　自社と同種事業を行っている企業を買収すれば、その分、自社のシェアを広げることができます。シェアを拡大すれば、価格のコントロールが行いやすくなり、競争力を高めることにつながり、成長スピードが上がりやすくなります。シェア拡大については、動物病院が分院開設のためにM&Aを利用するケースなどに当てはまるでしょう。

・類似する産業へ進出したい

　M&Aによって事業領域を拡大するとき、同じ分野の類似産業を買収すれば、シナジー効果を効率的に得られます。こうした類似産業のことを川上産業や川下産業などと

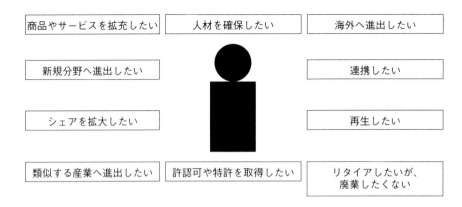

図3-6 M&Aを活用すべき場面

呼ぶことがあります（消費者から遠い産業が川上、消費者に近い産業が川下）。たとえば、製造業による小売業の買収は、川下産業の買収です。その場合、製造業は消費者ニーズをつかみやすくなり、より効果的に商品開発などが行えるようになります。

・人材を確保したい

今後、力を入れていきたい分野があれば、その分野に秀でた人材をぜひとも確保したいところです。その場合には、優秀な人材がいる企業を買収すれば、ノウハウ、技術、人材をまとめて確保することができます。

・許認可や特許を取得したい

今後、取り組みたい分野において許認可が必要な場合や、ある企業が取得している特許を活用したい場合には、そういった許認可や特許を取得している企業を買収すれば、手っ取り早く目的を実現することが可能です。特にどうしてもほしい特許がある場合には非常に効果の高い方法です。

・海外へ進出したい

海外に事業を拡大したいという場合、その国の法規など調査すべき事項は非常に多くなり、対応するためのノウハウも必要です。軌道に乗るまでには、多くの失敗を繰り返すことになるでしょう。M&Aによって既にその国で成功を収めている企業を買収すれば、効率的かつリスクを抑えながら目的を実現することができます。

・連携したい

企業が他企業と連携関係を作りたい場合にも、Ｍ＆Ａは非常に有効です。新株発行や株式交換、比率の低い株式譲渡を利用して、類似産業を営む企業や目的の異なる企業が連携し、シナジー効果によって両者が成長を続けていくことができます。

・再生したい

自社の経営状態が芳しくなく、このままでは将来的な存続が心配だという場合には、何らかの事業再生に向けた対処が必要です。そのような場合、整理手続きに入る前にＭ＆Ａを検討することをお勧めします。自社の業務内容に関心を持ってくれる買い手が見つかったら、Ｍ＆Ａによって経営権を残したまま連携関係を作り、効果的に再生させていくことも可能です。この考え方は動物病院でも十分通用するものです。

・リタイアしたいが、廃業したくない

経営者がリタイアを希望するものの廃業したくないというケースにおいて、Ｍ＆Ａは非常に有効です。Ｍ＆Ａによってすべての経営権を譲渡すれば、リタイアできる上に現金も手元に入ってきます。廃業（清算）の場合、現金は資産分しか残りませんし、税金も高くなりますが、Ｍ＆Ａのスキームを上手に選択して実現すると、純資産より高い金額で会社を売却することができる上、資産を直接売却するよりも税率を下げることができるケースもあります（「第3章 3−⑥ 廃業（清算）か、Ｍ＆Ａかで迷ったら…」参照）。

⑥Ｍ＆Ａのニーズが高い業種とは？

Ｍ＆Ａはどのような業種でも実行できますし、効果を上げることも可能です。そして、基本的にはあらゆる業種においてニーズがあります。ただし、企業規模やその業界が抱える企業数、経営者の意識の問題などから、Ｍ＆Ａに対して積極的な業種とあまり積極的ではない業種があることも確かです。Ｍ＆Ａが活発な主な業種としては、以下があげられます。

調剤薬局・ドラッグストア、介護・福祉事業、病院・医療関連サービス、インターネット関連サービス、広告業、不動産仲介業、自動車整備業、自動車部品製造業、人材派遣業、ビルメンテナンス、学習塾・英会話教室などの教育事業、食品卸・小売業、製造業、物流・運送業、飲食店・外食チェーン、ホテル・旅館、コンビニエンスストア、土木建設、建材卸業、舗装工事業、税理士事務所…。

このように広範な業種でＭ＆Ａが活発に行われていますし、その活用は広がりをみせ

ています。急激に人口が減少していく社会情勢を考えると、現状ではM＆Aがあまり行われていない分野においても、今後は浸透していく可能性が高いでしょう。動物病院業界もこれから活発化する業種の1つと考えられます。

⑦M＆Aで買い手候補になりやすい企業の特徴は？

　M＆Aでは、買い手候補になりやすい企業のパターンがあります。動物病院のM＆Aでは、開業を目指す若手獣医師または分院開設など拡大を図る動物病院が代表的な買い手候補ですが、一般的なM＆Aの場合、どういった企業が買い手候補になりやすいのでしょうか。

・上場直後の企業

　上場直後の企業は、株式を公開することにより大きな資金を手にしています。その潤沢な資金を活用して効果的なM＆Aを実施することによって、さらに発展を目指したいと考える企業も多く、買収に対する意欲が高くなりやすい傾向にあります。

・上場を目指している企業

　企業が上場するためには、規模の拡大と成長が必須です。M＆Aは企業を成長させるのに最も手っ取り早いと言って過言ではない方法です。また、上場の準備を進める際には、上場審査基準に足りない部分が明らかになってくるものですが、M＆Aにより不足部分をピンポイントで補填することができます。そのため、上場を目指す企業は買い手候補になりやすくなります。

・本業を強化したい企業

　本業を強化したいと考えている企業は数多くありますが、1から得意先を開拓していくことは簡単なことではありません。たとえば、自社に弱い地域があり、その地域で既にシェアをとっている企業があれば、その企業を買収することで確実に本業の強化という目的を実現することができますし、シェア拡大のための時間も節約できます。そのように本業を強化・拡大したい企業が買い手候補になりやすくなります。分院展開したい動物病院などはこの買い手候補に当てはまります。

・新たな収益源を確保したい企業

　規模拡大およびリスク分散のために、経営の多角化を図る企業が増えています。経営の多角化によるリスク分散とは、将来、自社の収益事業が斜陽化しても経営に深刻な影

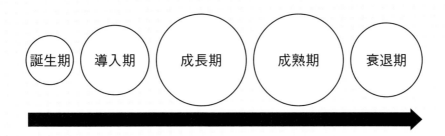

図3-7 企業のライフサイクル

響を及ぼさないよう、あらかじめ収益源に多様性を持たせることです。そこで、新たな収益源を確保したい企業は有力な買い手候補となります。なかには、自社の収益事業に将来がないと判断し、本業をすべて売却して、新たな事業を買収するという選択を行う企業も存在します。

ここで紹介した買い手候補の特徴は、動物病院での主流よりも大規模ではありますが、動物病院業界においても今後、業界再編などが進めば、こうした目的のM＆Aが行われる可能性は十分にあります。「第2章 1-⑥いろいろなM＆Aのかたち～業界再編型M＆A～」でも述べましたが、動物病院業界においても業界再編の大きなうねりが今後起こってくる可能性が十分に考えられるからです。

⑧M＆Aと企業のライフサイクル

M＆Aを企業のライフサイクルと関連づけて考えると見えてくるものがあります。ここでは企業のライフサイクルを誕生期、導入期、成長期、成熟期、衰退期の5つに分け、それぞれの段階に適したM＆Aのかたちを考えていきます（図3-7）。

・誕生期の企業とM＆A

誕生期とは、企業を設立したばかりの時期です。この時期は、そもそも事業が成功するかどうかはわかりませんので、不安定な状態ではありますが、将来への大きな可能性を秘めています。誕生期の場合、M＆Aに関与する可能性は低いですが、研究開発を促進するためやリスクを回避するためなどにM＆Aを活用できる可能性があります。たとえば、大企業の資本を入れて自社の研究開発に役立てることが考えられますし、早い段階で資本を入れておくことにより自社の防衛にも役立ちます。

・導入期の企業とM＆A

　導入期とは、企業の基本的な骨格が徐々に固まりだし、事業として成り立つようになった段階ですが、まだまだ規模は小さく不安定な状態です。この時期は、事業規模を拡大していくことが課題です。そこで、M＆Aは、同時期に創業した企業などに資本を入れて、事業拡大を果たす目的が主となります。

・成長期の企業とM＆A

　成長期とは、企業の基本的な骨格が固まり、事業がある程度の成長を遂げた段階です。業界内で他社の参入が盛んになり、価格競争も始まります。成長期の前期では、市場規模の拡大によって研究開発費が潤沢になり、商品開発や技術開発が進み、大量生産が始まることもあります。それに伴って売上額は上がりますが、その分、設備投資や営業・販促費などがかさむため、支出も大きく増加し、現金は残りにくい状態になります。成長期の後期には、業界内での研究開発力や技術力に差がなくなり、後発企業の追い上げに遭います。競争も激化するため、ブランド力や競争力のない企業は市場からはじき出されます。

　成長期には、設備投資や人材確保、研究開発、販売方法の確保などを自社で費用を投じて行う必要がありますが、M＆Aによってシナジー効果が得られれば、非常に効率的に実行できます。したがって、成長期の企業は、M＆Aの買い手として有力なプレーヤーになります。

　また、売却対象にもなります。他社と連携して事業を拡大したいときや、若手経営者が別事業を始めたいときなどにも、成長期の企業なら高値で売却できます。

・成熟期の企業とM＆A

　成熟期では、市場が成熟して企業間の統合や力のない企業の脱落などが進み、業界内に残っている企業も集約された状態にあります。既に借入金の返済や資産の償却も終わり、現金が残りやすい状態です。成熟期の企業は上位と下位に分かれ、上位企業は業界内で１〜３位くらいまでの大きな企業であり、下位企業は上位企業が取り扱わないニッチな領域などに着目して生き残りを果たしていることが多くなります。

　成熟期の企業は現金を潤沢に持っているため、M＆Aを行いやすく、買い手・売り手の両方で当事者になります。ただし、上位企業と下位企業ではM＆Aの目的が異なってきます。上位企業の場合、たとえば業界２位や３位の企業が、よりシェアを拡大するために４位以下の企業を買収することが多く見られます。下位企業の場合は、生き残りをかけて、下位企業同士で連携したり、さらに規模の小さな企業を買収したりすることによってシェアを拡大し、市場内での存在感を高めようとします。

・衰退期の企業とM＆A

　衰退期とは、新しい技術やサービスの登場により、業界全体が縮小しているような状態です。売上額が下がり、現金が手元に残らなくなり、市場からの撤退を余儀なくされる企業も増えます。衰退期の企業がM＆Aを行う目的は事業再編です。不要と考えている事業部門については、早期に（価値があるうちに）売却し、新たな事業の資金源にすべきです。時機を逸すると、価値が下がり、売却できなくなりますので、決断すればすぐに行動に移すスピード感が重要です。また、業績が悪化し、自社のみで再生することが困難な場合には、事業再生型M＆Aによって事業を残す道も検討すべきです。

　このように、企業のライフステージとM＆Aには密接な関係があります。

2

Ｍ＆Ａに関与する専門家

　Ｍ＆Ａを進める際には、いろいろな専門家が関与します。Ｍ＆Ａの規模が大きくなればなるほど、関与する専門家も増えていきます。ここでは、どのような場面でどのような専門家が関与するのかを確認していきます。

①専門家が関与する場面

　Ｍ＆Ａのすべてを自力のみで進めることは非現実的であり、何らかの専門家に手続きを依頼することになります。手続き全体に関与する専門家は、Ｍ＆Ａアドバイザーです。Ｍ＆Ａの実施を決めた段階でＭ＆Ａアドバイザーに仲介を依頼し、最後までサポートしてもらうことになります。加えて、主にデューデリジェンスの場面において、その他の専門家の力も必要となります。

　デューデリジェンスでは財務ＤＤや法務ＤＤをはじめとして、案件によってはビジネスＤＤ、税務ＤＤ、環境ＤＤ、ＩＴ ＤＤなども実施します。これらの際にはそれぞれの専門家に依頼しなければなりません。Ｍ＆Ａアドバイザーが関与している場合は必要な専門家を紹介してもらえますが、関与していなければ個別に依頼する必要があります。

②デューデリジェンスの種類と関与する専門家

　デューデリジェンスの種類と関与する専門家を**表3- 9**にまとめます。

　財務ＤＤでは、財務諸表の精査などが必要であり、公認会計士や監査法人の関与が必

表3-9 デューデリジェンスの種類と関与する専門家

種類	内容	専門家
財務DD	売り手の財務諸表を精査し、企業価値算定の基礎となっている情報が適切に提供されているかどうかを確認する	公認会計士、監査法人
法務DD	売り手の契約関係や労務関係、定款や株式の発行状況、株主の概況などを調査して、法律的なリスクがないかどうかを確認する	弁護士
ビジネスDD	売り手の事業計画書を精査し、妥当な内容となっているかどうかを確認する	経営コンサルタント、M＆Aアドバイザー
税務DD	売り手が過去に行った税務申告の内容を精査し、追徴課税が行われるリスクがないかどうかなどを確認する	税理士
環境DD	売り手が工場などの場合において、周辺の環境汚染などのリスクがないかを精査する。環境リスクがある場合、周辺住民から賠償請求を受けるおそれなどがあるため、M＆A後の課題となる	環境コンサルタント、不動産業者の担当者
IT DD	売り手が採用しているITシステムに脆弱性などの問題がないかを確認する。脆弱性があればサイバー攻撃などの標的になりやすいため、M＆A後の課題となる	ITコンサルタント

要となります。法務 DD では当然、弁護士の力を借りなければなりません。ビジネス DD は経営コンサルタントの専門範囲となります。税務 DD では、売り手が過去に行った税務申告の内容の精査などが必要ですので、税理士に依頼します。環境 DD は、環境コンサルタントや不動産業者で環境分野を担当する人に依頼します。IT DD もやはり、IT システム全般に強い専門家に依頼します。

③事業計画書を精査しよう！

　デューデリジェンスの代表格は財務 DD と法務 DD ですが、ビジネス DD も非常に重要です。ビジネス DD は、売り手の事業計画書を精査し、妥当な内容となっているかどうかを確認する作業ですが、これによって売り手の企業価値を計ることができるからです。

　M＆Aの売買代金を決定する際には、まず、売り手が自らの事業計画を提示し、その内容をベースに自己評価を行い、売却希望金額を算出します。この段階では、単に売り手の希望金額です。次に買い手は、売り手が提出した事業計画書と売却希望金額を精査し、売り手の楽観的な観測や予測などを洗い出し、売り手の希望金額に修正を加えます。さらに買い手は、M＆A後のシナジー効果も見据えて事業計画を独自に策定し、それをベースに買取り希望金額を算出します。この時点で、売り手の売却希望金額と買い手の買取り希望金額に差が生じれば、売り手または買い手は相手の希望に対し、どこま

107

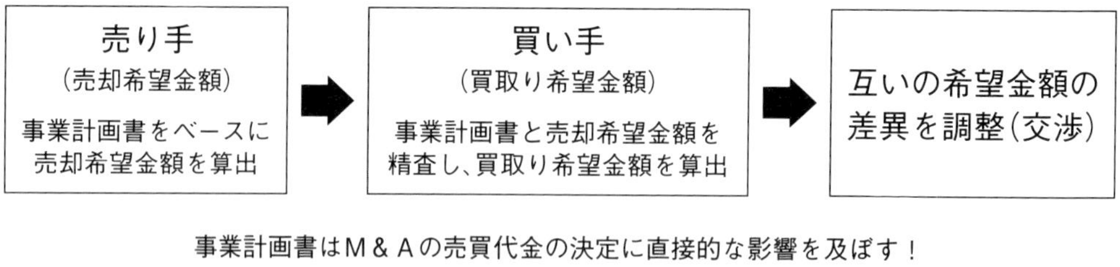

| 売り手
（売却希望金額）
事業計画書をベースに売却希望金額を算出 | → | 買い手
（買取り希望金額）
事業計画書と売却希望金額を精査し、買取り希望金額を算出 | → | 互いの希望金額の差異を調整（交渉） |

事業計画書はＭ＆Ａの売買代金の決定に直接的な影響を及ぼす！

図3-8 Ｍ＆Ａにおける売買代金決定の流れ

で歩み寄れるのかを検討することになります。

このように、事業計画書はＭ＆Ａの売買代金の決定に直接的な影響を及ぼすとても重要なものとなりますので、専門家による精査（ビジネスDD）を経た方が安心です（**図3-8**）。

④Ｍ＆Ａアドバイザーの業務内容

Ｍ＆Ａに関与する専門家のなかでも、Ｍ＆Ａアドバイザーは全行程に関与するため、その役割は非常に大きくなります。ここではＭ＆Ａアドバイザーの業務内容を整理します（表3-10）。

・契約相手探し

Ｍ＆Ａアドバイザーにサポートを依頼したら、最初の段階として契約相手を探してくれます。買い手からの相談であれば、Ｍ＆Ａアドバイザーが抱えている案件の中から買い手の希望に沿った売り手候補を紹介してもらえますし、売り手からの相談でも同様に買い手候補を紹介してもらえます。

Ｍ＆Ａアドバイザーに依頼しない場合は、自力で契約相手を探さなければなりません。そのためには、候補をリストアップして連絡するか、取引先などから紹介をしてもらうといった方法しかなく、適切な相手を見つけることは非常に困難です。さらには、Ｍ＆Ａを進めるときには秘密保持がとても重要ですが、自力で契約相手を探すために候補先に連絡したり、取引先などに紹介を依頼すれば、Ｍ＆Ａを計画しているという情報（会社名など）が漏れてしまいます。たとえば、ある企業が買い手を探しているという情報が漏えいすれば、社内に大きな動揺が走りますし、取引先や金融機関の不信を買うおそれがあります。

そのためにＭ＆Ａではノンネームシートを活用するのですが、その活用は第三者の関

与が必須です。M＆Aアドバイザーに依頼すれば、ノンネームシートを活用して、匿名のまま契約相手を探すことができますし、先の段階に進むにあたっても適切に守秘義務契約を締結してから資料開示ができます。専門家が関与することによって、不利益を被らないように注意深くM＆Aを進めていくことが可能になるのです。

○積極的に契約相手探しに関わろう！

　M＆Aアドバイザーに契約相手探しを依頼しても、適切な相手が必ずしもすぐに見つかるわけではありません。M＆Aアドバイザーは一般的に、売り手から依頼を受けて、それに応じた買い手候補をピックアップします。つまり、売り手の依頼に対しては買い手候補を比較的提示しやすいのですが、買い手の依頼に対してはすぐに売り手候補を紹介できないことが多くあります。この場合、買い手としては「待ち」の姿勢に入るのではなく、M＆Aアドバイザーと共同して積極的に売り手候補探しに関わる方が良いでしょう。

　具体的には、ターゲットとなりうる売り手候補をリストアップし、その中から希望先をピックアップします。その上で、M＆Aアドバイザーと相談して提案書を作成し、積極的に資料や提案書を提出してもらいます。これを実行すれば必ず成約に向かうという保証はありませんが、経験上、一定程度の反応はあり、買い手としてM＆Aを進めたい場合には、このような方法もあることを覚えておくと良いでしょう。

・対象先の情報提供

　M＆Aアドバイザーに契約相手を紹介してもらうときには、対象先についての必要な情報を提供してもらえます。現状で情報が足りない場合には、M＆Aアドバイザーがさらに情報収集して、判断に必要な情報をまとめた資料を作成してくれます。

・候補の決定についてのアドバイス

　交渉相手の選定に迷ったときには、M＆Aアドバイザーから判断のポイントやそれぞれの候補者の良い点・悪い点などをアドバイスしてもらえます。指針が示されることで、判断がしやすくなります。

・基本スキームの策定

　M＆Aを行うときには、当事者は何らかの目的を持っているものです。事業拡大したい、収益性を高めたい、シェアを広げたい、他事業に進出したい、業務提携したい、リタイアしたい…など案件によってさまざまです。その目的に沿った基本スキームの策定が非常に重要になります。動物病院のM＆Aの場合でも、株式譲渡か事業譲渡かの選択

が必要ですし、全部を譲渡するのか、一部の譲渡にするのかなどの選択肢もあります。Ｍ＆Ａアドバイザーは個別の事情に応じて、選択できるスキームの提示や策定をしてくれます。

・提案資料の作成

　Ｍ＆Ａでは、交渉相手に対する提案資料が必要となる場面があります。たとえば買い手候補であれば、売り手に対して意向表明書を提出しなければなりません。どのような内容を記載すれば良いのか、どのようにアピールすれば効果的なのか、非専門家には判断が難しいところです。Ｍ＆Ａアドバイザーは、買い手や売り手の意向を代弁して、効果的な提案資料を作成してくれます。

・スケジュールの作成

　Ｍ＆Ａをスムーズに進めて成功させるためには、スケジュールの作成がとても重要です。たとえば「３ヶ月以内に終わらせたい」という場合、短期間でクロージングまで進むように、トップ面談や基本合意締結、デューデリジェンスや最終譲渡契約締結などのスケジュールを漏れや重複なく組み立てていかなければなりません。このようなことは非専門家には困難ですが、Ｍ＆Ａアドバイザーに依頼すれば、実現可能な範囲で適切なスケジュールを作成してくれます。

・トップ面談の設定

　売り手と買い手の双方が関心を持ったときにはトップ面談を行いますが、売り手と買い手の当事者だけでは、日程調整の連絡や当日のやりとりにおいてどうしても構えてしまいます。Ｍ＆Ａアドバイザーに依頼すれば、トップ面談がスムーズに進むよう、さまざまな調整や配慮をしてくれます。

・条件交渉

　条件交渉はＭ＆Ａの重要な段階です。Ｍ＆Ａでは、どうしても売り手と買い手の利害が対立する場面があります。条件交渉で取引金額を決定するときが典型的ですが、代金の支払い方法や前経営者の処遇について意見が合わないことなども起こってきます。対立が深まれば感情的にもなりがちなため、売り手と買い手の当事者だけで交渉するのは非常に大変ですし、調整がつかずに破談に至ることも起こりえます。Ｍ＆Ａアドバイザーに依頼すれば、双方が納得いくように調整してくれますので、成約に向けて建設的に進めやすくなります。

第3章　Ｍ＆Ａを進める際に押さえておくべき知識とポイント

表3-10 Ｍ＆Ａアドバイザーの業務内容

契約相手探し	相談内容に即した、売り手候補または買い手候補を探してくれる
対象先の情報提供	対象先についての必要な情報を提供してくれる。不足があればさらに情報収集し、判断に必要な情報をまとめた資料を作成してくれる
候補の決定についてのアドバイス	交渉相手選定のポイントや注意点などの指針を示してくれる
基本スキームの策定	Ｍ＆Ａの目的や案件の事情に沿った基本スキームを策定してくれる
提案資料の作成	買い手や売り手の意向を代弁して、効果的な提案資料を作成してくれる
スケジュールの作成	売り手または買い手の希望に応じ、クロージングまでの予定を組んでくれる
トップ面談の設定	日程調整の連絡や当日のやりとりなどを補助してくれる
条件交渉	売り手と買い手の利害対立の調整をしてくれる
専門家の紹介	公認会計士や弁護士といったデューデリジェンスなどに必要な専門家をワンストップで紹介してくれる
契約書作成のアドバイス	基本合意書や最終譲渡契約書といった重要な契約書を作成する際にサポートしてくれる。また、弁護士による契約書の精査なども手配してくれる
クロージングの場の提供	秘密保持のため、Ｍ＆Ａアドバイザーの事務所をクロージングの場として提供してくれる

・デューデリジェンスなどに必要な専門家の紹介

　デューデリジェンスでは公認会計士や弁護士などの専門家に関与を依頼しますが、自力でM＆Aを進める場合は、それぞれの専門家を個別に探して依頼しなければなりませんので、非常に手間や時間が必要で煩雑になります。また、信頼できる適切な専門家と出会えるとは限りません。M＆Aアドバイザーに依頼すれば、ワンストップでその案件に必要な専門家を紹介してくれます。

・契約書作成のアドバイス

　M＆Aで作成する重要な契約書に基本合意書と最終譲渡契約書があります。売り手と買い手が自力でM＆Aを進める場合は、売り手と買い手で契約書のたたき台を作成し、お互いに意見交換を重ねながら最終的に合意できるものを作成しなければなりません。リスクを軽減するためにはどのような一文を含めれば良いのか、自社に有利な内容にするにはどのような項目を盛り込めば良いのか、非専門家では判断が難しいでしょう。そのため、個別に弁護士に相談する必要が出てきます。M＆Aアドバイザーに依頼すれば、契約書作成にあたって必要なアドバイスをしてくれますし、契約書の精査または作成を担当する弁護士を紹介してくれます。M＆Aでは、弁護士の関与が必須なのは「第

111

1章 4 – ⑦ 交渉と契約締結は自分でできるのか？」で述べた通りです。

・クロージングの場の提供

　M＆Aの最終場面はクロージングですが、これをどこで行うべきかが問題になります。売り手または買い手の事務所で行うこともできますが、秘密保持の観点からは心配です。M＆Aアドバイザーに依頼すれば、その事務所でクロージングを行えますし、秘密保持上も安心でしょう。

　M＆Aはノーリスクではありません。大きく飛躍できる可能性を秘めている分、一定のリスク＝不確実性は伴います。たとえば、売り手に簿外債務があることがありますし、相手が虚偽を述べている可能性もあります。条件交渉に失敗して契約が不利になるおそれもありますし、気づかないうちにリスクを背負い込んでいる場合もあります。M＆Aアドバイザーが全行程に関与すれば、こうしたリスクを最大限回避できるでしょう。

　M＆Aアドバイザーが関与するもう1つのメリットとしては、M＆Aの行程が進んでいる間も本業に専念できることがあげられます。M＆Aは非常に複雑で専門的な手続きが必要ですから、自力で進めようとすると、本業がおろそかになってしまうことが多くあります。かといって、片手間で進めて成功するほどM＆Aは簡単ではありません。M＆Aアドバイザーに依頼すれば、M＆Aについてはすべてサポートしてくれるため、本業への影響を最小限にすることができます。

⑤M＆Aアドバイザーとの契約内容

・守秘義務契約

　M＆Aアドバイザーにサポートを依頼する場合には、依頼者（売り手または買い手）とM＆Aアドバイザー間で守秘義務契約を締結する必要があります。守秘義務契約は、売り手と買い手の間でも締結しますが、M＆Aアドバイザーにも重要な情報（企業秘密）を提供しなければならないため、依頼する前に守秘義務を確認しておく必要があるのです。

・ファイナンシャル・アドバイザリー契約

　M＆Aアドバイザーに対し、M＆Aの仲介を委任するための契約（ファイナンシャル・アドバイザリー契約）も締結する必要があります。不動産を売買する場合、不動産仲介業者との間で媒介契約を締結しますが、M＆Aアドバイザーとの契約もそれと非常

によく似ています。

・ファイナンシャル・アドバイザリー契約の2つの形態

ファイナンシャル・アドバイザリー契約の形態には、専任契約と一般契約があります。専任契約とは、そのM＆Aアドバイザーにしか仲介を依頼できないとする契約方法です。専任契約によってM＆Aアドバイザーに仲介を依頼したら、他のM＆Aアドバイザーに平行して仲介を依頼したり、契約相手の候補を探してもらったりすることはできません。これに対し、一般契約の場合には、そのM＆Aアドバイザーに限る必要がないので、同時に複数のM＆Aアドバイザーに依頼して広く契約相手を探すことも可能となります。

専任契約は、不動産仲介業者の専任媒介契約や専属専任媒介契約に似ていますし、一般契約は不動産仲介業者の一般媒介契約と同じ考え方です。

・一般契約と専任契約のどちらが良いのか？

それでは、一般契約と専任契約とではどちらが良いのでしょうか？

売り手候補または買い手候補を探すのであれば、より広い情報網があった方が良いですから、一般契約を結び、複数のM＆Aアドバイザーからそれぞれ情報提供やアドバイスを受けることで、より的確な判断ができるように思えます。

しかし、問題点があります。複数のM＆Aアドバイザーからバラバラに、相互に関連しない情報の提供を受けると、対応が非常に煩雑になる上、情報の整理もできず、内容を効果的に検討することができなくなりがちです。また、M＆Aアドバイザーとは守秘義務契約を締結するとはいえ、多くの人が関与すればするほど、M＆Aを検討しているという情報や企業の事業内容や財務内容などが外部に漏れるリスクが高まります。さらに、一般契約の場合、M＆Aアドバイザーの立場からは、「経営資源を使って候補を探しても、他の業者に依頼されてしまうかもしれない」という考えが生じることから、案件によっては優先順位を下げられてしまうことが起こりえます。

一方、専任契約の場合、M＆Aアドバイザーは「合致する相手を提案できれば、確実に依頼してもらえる」と考えますので、より積極的な取り組みが期待できますし、良い相手がいれば優先的に紹介してもらうことが期待できます（**表3-11**）。

つまり、M＆Aアドバイザーとファイナンシャル・アドバイザリー契約を締結するときには、専任契約が推奨されるわけですが、それは当然、質が高く、信頼できるM＆Aアドバイザーであることが前提条件となります。また、いったん専任契約を締結すると契約期間中は他のM＆Aアドバイザーと契約ができないため、慎重な選定が求められます（**図3-9**）。

表3-11 ファイナンシャル・アドバイザリー契約の2つの形態（一般契約、専任契約）のメリット・デメリット

	メリット	デメリット
一般契約	同時に複数のM＆Aアドバイザーに依頼して広く契約相手を探すことが可能	複数のM＆Aアドバイザーからバラバラに、相互に関連しない情報の提供を受けると、対応が非常に煩雑になる上、情報の整理もできず、内容を効果的に検討することができなくなる
		多くの人が関与すればするほど、M＆Aを検討しているという情報や企業の事業内容や財務内容などが外部に漏れるリスクが高まる
		M＆Aアドバイザーにとっては優先度が下がりがちになる
専任契約	M＆Aアドバイザーのより積極的な取り組みが期待できる	いったん専任契約を締結すると契約期間中は他のM＆Aアドバイザーと契約ができないため、慎重な選定が必要

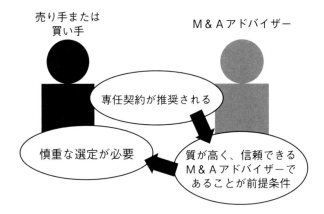

図3-9 M＆Aアドバイザーとは専任契約が推奨される

⑥M＆Aアドバイザーの2種類の着任形式

　M＆AアドバイザーがM＆Aのサポートを行う場合、その着任形式は2種類あります。1つはアドバイザリー形式、もう1つは仲介形式です。

　アドバイザリー形式とは、売り手と買い手にそれぞれM＆Aアドバイザーが着任する形式です。一方、仲介形式では、売り手と買い手の間にM＆Aアドバイザーが1者入って、双方の利害を調整していきます。

　アドバイザリー形式の場合、プレーヤーは、（1）売り手、（2）売り手のM＆Aアドバイザー、（3）買い手、（4）買い手のM＆Aアドバイザーの4者となります。これに対し、仲介形式の場合、登場人物は、（1）売り手、（2）買い手、（3）調整役として

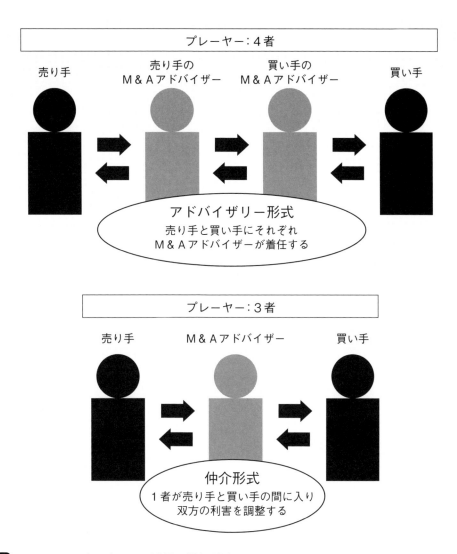

図3-10 M&Aアドバイザーの2種類の着任形式

のM&Aアドバイザーの3者です（図3-10）。

・アドバイザリー形式のメリット

　アドバイザリー形式の場合、M&Aアドバイザーは、依頼者（売り手または買い手）だけの立場に立ち、依頼者の代理として行動してくれます。相手と利害対立しても、相手側に立つおそれはありませんし、依頼者とM&Aアドバイザーの信頼関係も構築しやすいでしょう。上場企業がM&Aを行う場合には、企業のコンプライアンス上の問題や、投資家や関係者への説明の関係などもあり、アドバイザリー形式が採用されること

が一般的です。

・アドバイザリー形式のデメリット

アドバイザリー形式の場合、相手と利害対立したときの調整が難しくなります。売り手と買い手の双方がそれぞれの主張を譲らないため（M＆Aアドバイザーは自分の依頼者の利害のみを守るため）、溝が埋まりにくくなります。繰り返し述べている通り、M＆Aを成功させるには相互信頼が重要ですが、アドバイザー同士の相性が悪い場合、依頼者（売り手や買い手）の責任とは異なるレベルで、M＆Aが破談に至る原因になってしまうことも可能性としてはあります。

・仲介形式のメリット

仲介形式の場合、M＆Aアドバイザー1者が売り手と買い手の間に入って利害を調整してくれるため、利害対立が起こりにくいですし、利害が対立したとしても多くの場合で深刻な状況にまでは発展しません。M＆Aは相互信頼が基本かつ必須ですが、仲介形式の場合、売り手と買い手の双方の利害調整をM＆Aアドバイザーが行いますので、友好的に進みやすくなります。

また、M＆Aアドバイザー1者が同時並行で売り手と買い手とのコミュニケーションをとりますので、情報の整理や伝達も早く、M＆Aをスムーズに進めやすくなります。もちろんアドバイザー同士の相性の問題もありません。

・仲介形式のデメリット

仲介形式の場合、売り手にとっても買い手にとっても、M＆Aアドバイザーは完全に自分の意見を代弁してくれる存在ではありません。ときには、相手の意見を押しつけられているように感じることもあるかもしれません。自分からも相手からも報酬を受けるM＆Aアドバイザーに対し、どこまで信頼して良いのか、と感じることもあるかもしれません。

アドバイザリー形式、仲介形式ともにメリット・デメリットはありますが（**表3-12**）、特に中小企業の場合には、仲介形式の方が友好的に交渉や手続きを進められること、双方の利害や希望を調整してもらえること、スムーズに手続きできることなどのメリットが大きいため、仲介形式が多数になっています。

第3章　Ｍ＆Ａを進める際に押さえておくべき知識とポイント

表3-12 アドバイザリー形式と仲介形式のメリット・デメリット

	メリット	デメリット
アドバイザリー形式	Ｍ＆Ａアドバイザーは、依頼者（売り手または買い手）だけの立場に立ち、依頼者の代理として行動してくれる	相手と利害対立したときの調整が難しい
	相手と利害対立しても、相手側に立つおそれはない	アドバイザー同士の相性が悪い場合、当事者（売り手や買い手）の責任とは異なるレベルで、Ｍ＆Ａが破談に至る原因になりうる
	依頼者とＭ＆Ａアドバイザーの信頼関係が構築しやすい	
仲介形式	Ｍ＆Ａアドバイザー1者が売り手と買い手の間に入って利害を調整してくれるため、利害対立が起こりにくい	売り手にとっても買い手にとっても、Ｍ＆Ａアドバイザーは完全に自分の意見を代弁してくれる存在とはならない
	利害が対立したとしても調整しやすい	ときには、相手の意見を押しつけられているように感じることがあるかもしれない
	Ｍ＆Ａを友好的に進めやすい	自分からも相手からも報酬を受けるＭ＆Ａアドバイザーに対し、どこまで信頼して良いのか、と感じることがあるかもしれない
	情報の整理や伝達が早く、Ｍ＆Ａをスムーズに進めやすくなる	

⑦Ｍ＆Ａアドバイザーの報酬

　Ｍ＆Ａアドバイザーに依頼すれば報酬（フィー）が発生します。ここでは具体的にどれくらいの報酬が発生するのかを見ていきます。

○報酬の種類

　Ｍ＆Ａアドバイザーの報酬体系は、通常の取引の場合とはかなり異なる部分が多くなります。報酬の種類として、着手金、中間金、成功報酬金、リテイナーフィーが主に発生します（**表3-13**）。

・着手金

　Ｍ＆Ａアドバイザーとのファイナンシャル・アドバイザリー契約時に支払う報酬です。Ｍ＆Ａが途中で頓挫しても返金されません。

・中間金

　基本合意を締結できた時点で支払う報酬です。報酬全体の半額程度を支払います。その後、Ｍ＆Ａが頓挫しても返金されません。

117

表3-13 M＆Aアドバイザーに支払われる報酬の種類

着手金	ファイナンシャル・アドバイザリー契約時に支払う報酬
中間金	基本合意を締結できた時点で支払う報酬
成功報酬金	クロージング後に支払う報酬
リテイナーフィー	契約期間中、毎月一定の金額を支払う報酬

・成功報酬金

譲渡契約締結など、M＆Aが完結したときに支払う報酬です。

・リテイナーフィー

契約期間中、毎月一定の金額を支払う報酬です。M＆Aが途中で頓挫しても、支払い済みの報酬は返金されません。

M＆Aアドバイザーと契約するときには、上記の4種類（着手金、中間金、成功報酬金、リテイナーフィー）を組み合わせた報酬体系となるのですが、どのような組み合わせでどれくらいの金額が発生するかについては、M＆Aアドバイザーごとに大きく異なります。

○M＆Aアドバイザーの報酬体系

M＆Aアドバイザーの報酬体系は、以下の6つに分類されます。

・着手金＋中間金＋成功報酬金

ファイナンシャル・アドバイザリー契約時に着手金を支払い、基本合意の締結時に中間金を支払い、取引が完結したときに成功報酬金を支払う方法です。案件全体にかかる費用を設定し、成功報酬金の支払い時に支払い済みの着手金と中間金を差し引いた残りを支払うという方法もあります。

・着手金＋成功報酬金

ファイナンシャル・アドバイザリー契約時に着手金を支払い、取引が完結したときに成功報酬金を支払う方法です。案件全体にかかる費用を設定し、成功報酬金の支払い時に支払い済みの着手金を差し引いて支払う方法もあります。

・中間金＋成功報酬金

着手金はなく、基本合意の締結時に中間金を支払います。その後、取引が完結したと

きに残りの成功報酬金を支払います。案件全体にかかる費用を設定し、成功報酬金の支払い時に支払い済みの中間金を差し引いて支払う方法もあります。

・リテイナーフィーのみ

契約期間中、毎月定まった金額を支払う方法です。Ｍ＆Ａが早期に完了すれば安く済みますが、長期に及んだ場合は費用がかさむことがあります。

・リテイナーフィー＋成功報酬金

リテイナーフィーを支払い続け、クロージングが完了した時点で成功報酬金を支払う方法です。案件全体にかかる費用を設定して、成功報酬金の支払い時に支払い済みのリテイナーフィーを差し引いて計算するパターンと、成功報酬金がリテイナーフィーとは別途に発生するパターンがあります。

・成功報酬金のみ（完全成功報酬）

着手金も中間金もリテイナーフィーもなく、クロージングが完了した時点での成功報酬金のみが発生するタイプの報酬体系です。Ｍ＆Ａに失敗した場合には報酬は発生しません。

○報酬の相場

Ｍ＆Ａアドバイザーの報酬は業者ごとに異なりますが、一般的には案件の規模に基づいて計算しますので、大規模案件になるほど報酬額は上がります。

具体的には、取引金額に一定の割合を乗じて算出しますが、取引金額の捉え方はＭ＆Ａアドバイザーによって異なることがあるので注意が必要です。たとえば、株式譲渡や事業譲渡を行うとき、対価となる株式の評価額や事業資産の評価額を取引金額とすることもありますし、それらに有利子負債を足したものを取引金額とすることもありますので、契約の際にＭ＆Ａアドバイザーから詳しい説明を受ける必要があります。

取引金額に乗算する割合は、**表3-14**に示した数字を採用することが多くなります。この割合のことを、レーマン方式と言います。

Ｍ＆Ａアドバイザーは最低報酬額を定めていることも多く、その相場は300万円～2,000万円程度で、Ｍ＆Ａアドバイザーによって大きく異なります。また、中小・小規模企業のＭ＆Ａの場合、**表3-14**に示したパーセンテージより高く、5～10％程度に設定されていることが多いでしょう。

報酬はＭ＆Ａアドバイザーごとに異なりますし、決して安いものではないため、最初の段階でしっかりと取り決めをしておく必要があります。わからないことは遠慮せずに

表3-14 Ｍ＆Ａアドバイザーに支払われる報酬の相場

取引金額	手数料率
５億円以下の部分	５％
５億円超10億円以下の部分	４％
10億円超50億円以下の部分	３％
50億円超の部分	２％

※金額はすべて税別
例：取引金額が７億円の場合
→５億×５％＋（７億円−５億円）×４％＝3,300万円

質問し、納得してからファイナンシャル・アドバイザリー契約に進みましょう。なかには、企業価値が評価できるまでは取引金額を設定できないケースもあります。そのような場合、Ｍ＆Ａアドバイザーからおよその相場を明らかにしてもらい、それを参考に報酬の取り決めを行います。

○報酬の考え方

　Ｍ＆Ａを進めるとき、できるだけ費用を抑えたいと考えるのが普通です。

　Ｍ＆Ａアドバイザーの報酬を考えた場合、成功報酬金のみ（完全成功報酬）であれば、Ｍ＆Ａが頓挫したとしても費用が発生しないため、無駄がなくて良いのではないか？　と思われるかもしれません。確かに、着手金、中間金、リテイナーフィーは返金されないため、Ｍ＆Ａが頓挫すると無駄になります。成功報酬金のみなら納得して支払いやすいですし、良心的に見えるかもしれません。

　しかし、成功報酬金のみを採用しているＭ＆Ａアドバイザーは、どうしても簡単に成約しやすい案件に注力します。時間がかかる案件や困難な案件は後回しや放置されるおそれが高くなります。また、採用している報酬計算方法や取引金額の捉え方によっては、成功報酬金のみであっても、結果的に高額になる可能性もあるため注意が必要です。

　また、そもそも報酬が低い方が良いのか？　という問題もあります。Ｍ＆Ａアドバイザーも通常の取引と同様に、一般論として安価＝質が落ちることを意味します。もちろん報酬が低くても質の高いサービスを提供してくれる良心的なＭ＆Ａアドバイザーはいます。しかし、一般的な傾向として、報酬の低さには理由があります。たとえば、１つ１つの案件に丁寧に取り組まず、とにかく数をこなしている可能性があります。または、若手のＭ＆Ａアドバイザーが仕事を得るために報酬を低く設定している可能性もあります（実際、私も駆け出しのころは、報酬の設定をかなり低く抑えていました）。当然、若手にも優秀な人はいますが、未熟ゆえに危なっかしい場面に遭遇するリスクは高

まります。

⑧M＆Aアドバイザーの選び方

　優秀なM＆Aアドバイザーを選ぶためには、どのような点に注意したら良いのでしょうか？　M＆Aアドバイザーを選ぶときに、企業規模や社風を重視する考えがありますが、これはあまり正しくありません。

　M＆Aで重要なのは、担当者の姿勢、知識や経験とノウハウの蓄積です。また、人間的に合うか合わないかも大切です。M＆Aを進めていくときには、企業の内部情報を開示し、合致する相手を探してもらい、条件交渉をしてもらうなど、企業の根幹にかかわる作業を行ってもらわなければなりません。M＆Aの一連の行程は担当者レベルで行われ、期間も長期にわたります。担当者の能力に疑念を抱いていたり、信頼ができないと感じていたら、M＆Aは成功しません。

　1つの業界に特化しているM＆Aアドバイザーも存在しますが、特化していれば良いとは必ずしも限りませんし、上場企業だから安心というわけでもありません。アドバイザーを見極める作業は、人材の採用活動や取引業者の選定作業に似ています。担当者の姿勢はどうか、担当者とは人間的に合いそうか、そのような発想でM＆Aアドバイザーを探してみるのも1つの方法です。

○規模や信用で選ぶ問題点

　M＆Aアドバイザーは、歴史こそ浅いものの社会的ニーズの高まりにより、大規模な業者がいくつも存在します。上場している企業もありますし、大手の監査法人や上場コンサルタント会社がM＆Aアドバイザーを行っていることもあります。それでは、M＆Aアドバイザーは規模や社会的信用によって選ぶことができるでしょうか？　確かに、規模が大きければ、知識、経験、ノウハウが豊富ですから、頼りになることが多いでしょう。ただし、以下のような問題点もあります。

　まず、そもそも引き受けてくれない可能性が高いでしょう。大規模なM＆Aアドバイザーが対象としているのは、年間売上額10 〜 100億円以上の企業ですから、中小・小規模企業が依頼しようとしても、引き受けてもらえません。また、仮に引き受けてもらえたとしても、大規模なM＆Aアドバイザーにとっては力を入れるべき案件ではないため、優秀な担当者をつけてもらえる可能性はほとんどありません。もちろん報酬が高額になるという問題もあります。大規模なM＆Aアドバイザーの場合、着手金500万円、リテイナーフィー100 〜 200万円程度、成功報酬金2,000万円〜となり、総額は最低でも3,000万円程度になることが普通です。このような高額な報酬を負担することは、中

```
多忙だがレスポンスは早い          人的ネットワークが広い

専門的なことを                成果を出すことへのこだわりと
わかりやすく説明できる          諦めない粘り強さを持っている

貪欲とも言えるほどの
知識欲を持っていて            守秘義務を大切にしている
経験豊富
```

図3-11 優秀なM＆Aアドバイザーとは

小・小規模企業には難しいでしょう。
　M＆Aアドバイザーを選ぶときには、規模やイメージではなく、自分のケースに最も有効に対処してくれるかどうかを基準に置くべきです。

○優秀なM＆Aアドバイザーとは
　優秀なM＆Aアドバイザーには、以下のような特徴があります（**図3-11**）。
―多忙だがレスポンスは早い―
　優秀であればあるほど、依頼が集中するため多忙なものです。しかし、多忙だからといってレスポンスが遅い人に重要なM＆Aのサポートを依頼することはお勧めできません。また、本当に優秀であれば、スケジュールの調整や管理ができているため、レスポンスが遅くはなりません。つまり、多忙だけれどもレスポンスが早い人というのは、優秀なM＆Aアドバイザーである可能性が高くなります。

―専門的なことをわかりやすく説明できる―
　M＆Aでは、専門的な用語を使わざるをえない状況がたくさんあります。また、用語だけを知っていても意味はなく、状況ごとに具体的かつ適切に判断するためには、専門知識が必要です。M＆Aアドバイザーには、難しいことを非常にわかりやすく依頼者に説明することが求められます。難しいことを難しく伝えるのは誰にでもできますが、非専門家にも理解がしやすいよう簡潔に説明できる人が本当に優秀なM＆Aアドバイザーです。M＆Aアドバイザーと接触してみて、説明がわかりにくいと感じたら契約はやめておいた方が良いでしょう。

―貪欲とも言えるほどの知識欲を持っていて経験豊富―

　Ｍ＆Ａでは知識と経験がものを言います。適切に対象先を選び、リスクを抑えて契約を成功させるためには幅広い知識が必要ですし、これまでの経験で培われたノウハウも重要です。また、優秀な人ほど貪欲な知識欲を持っているものであり、それがあるからこそ自らの手法やノウハウを進化させて、より発展的なＭ＆Ａを実現することができます。ベテランすぎるＭ＆Ａアドバイザーのなかには、既に新しい知識を求める姿勢を失っている人も見受けられます。Ｍ＆Ａのサポートが単なるマッチング作業だけになり、それ以外ほとんど何もしてくれないこともあるので注意が必要です。知識と経験が豊富であっても、なお貪欲な姿勢を失っていないＭ＆Ａアドバイザーを選ぶべきです。

―人的ネットワークが広い―

　Ｍ＆Ａアドバイザーには人的ネットワークも求められます。人的ネットワークが小さいと、探せる範囲が狭まってしまい、うまくマッチングできない可能性があります。Ｍ＆Ａは不動産のように専門の情報網があるわけではありません。情報収集はＭ＆Ａアドバイザーの能力にかかってきます。より広い収集網を持っているＭ＆Ａアドバイザーに依頼しましょう。

―成果を出すことへのこだわりと諦めない粘り強さを持っている―

　Ｍ＆Ａアドバイザーの仕事への姿勢は非常に大切です。優秀な人は、自分の仕事の結果を追求します。成果を出すことに対して貪欲ですし、諦めない粘り強さを持っているものです。いくら能力が高くても、仕事にこだわりを持たずに適当に量をこなしている人に依頼してしまうと、親身に相談に乗ってもらうことはできませんし、本当のニーズに応えてもらうことができません。優秀なＭ＆Ａアドバイザーに依頼すれば、自分でも気づいていなかった点に先に気づいて適切なアドバイスをしてもらうことができますし、マッチングの場面でも条件交渉の場面でも非常に頼りになるでしょう。

―守秘義務を大切にしている―

　Ｍ＆Ａでは、秘密保持が最重要ポイントと言っても過言ではありません。「Ｍ＆Ａは、守秘義務に始まり、守秘義務に終わる」などとも言われます。Ｍ＆Ａを進めるときには、相手や関連業者、専門家などに対し、企業の大切な秘密を開示することが避けられませんが、ここで情報が漏えいしてしまうと、大きなリスクを背負うことになります。具体的には、従業員の動揺を誘い、離職につながる可能性や、金融機関や取引先に取引の見直しを迫られる可能性、さらには競合企業に営業秘密が伝わって、不当な競争を強いられることになるおそれもあります。そこで、どのような相手であっても、必ず守秘

義務契約を締結すること、そして締結を拒絶する相手にはいかなる情報も開示しない姿勢が大切です。

　優秀なM＆Aアドバイザーであれば、秘密保持の重要性は意識しているため、最初の段階で守秘義務契約の重要性を依頼者に伝えてきます。逆に言えば、依頼しようとしているときに守秘義務についての説明がないなら、そのM＆Aアドバイザーを信用して良いかどうか疑ってみた方が安全でしょう。M＆Aアドバイザーは当然、守秘義務契約書のひな形を持っていますので、見せてもらい、わからないことや気になる点があれば質問しましょう。

⑨M＆Aアドバイザーの上手な活用法

　優秀なM＆Aアドバイザーと出会えたとしても、その能力を上手に活用できなければ得られる恩恵は半減してしまいます。M＆Aアドバイザーを活用する上で重要なことは、目標を明確に伝え、進捗状況を共有し、そのつど丁寧な説明を受け、自分も意見を出し、コミュニケーションを活発にとることです。つまり、M＆Aアドバイザーと一緒に取り組んでいこうという姿勢が重要です。

　専門家に依頼したのだから、放っておいても何とかしてくれるだろうという姿勢では、いくらM＆Aアドバイザーが優秀であっても、依頼者の本当の望みを理解することは困難ですし、満足のいく結果が得られなくなるおそれがあります。

3

Ｍ＆Ａ成功のポイント

　ここまで読み進んできた読者は、Ｍ＆Ａについての理解が相当深まっていることでしょう。ここではさらに踏み込んで、Ｍ＆Ａ成功のポイントを整理していきます。

①売却する際の注意点

　Ｍ＆Ａでは、売り手になる場合と買い手になる場合がありますが、どちらであってもリスクや注意点があります。まずは売り手のリスクと注意点を確認していきます。

○売り手に経済的リスクはあるのか？

　Ｍ＆Ａにおいては、経済的リスクが重要です。経済的リスクとは、Ｍ＆Ａによって損をすることがあるのか？　という問題です。

　まずは売り手が経済的損失を受ける可能性について考えますが、売り手にとってＭ＆Ａは経済的リスクが非常に小さい方法です。なぜなら、Ｍ＆Ａでは、買い手は売り手の時価総額よりも高い金額で購入することが当然だからです（コストアプローチ：時価純資産法による場合）。この場合の時価総額を超える部分のことを「のれん（営業権）」と言います。そしてこの営業権は、実質営業利益の１〜５年分が基準となっています（「第１章　２−⑤　中小・小規模企業に用いる簡易な価値評価方法」参照）。資産全部を時価で買い取ってもらえる上に、将来の１〜５年分の利益まで保証してもらうわけですから、売り手にとっては経済的にノーリスクに近いと言えるのです。

　売り手の留意事項としては、リスク＝損失はないという前提で、いかに有利な条件で

表3-15 売り手が用意しておくべき書類（例）

法務関連	商業登記簿謄本（全部事項証明書）
	定款
	株主総会議事録（株式会社の場合）
	取締役会議事録（法人で取締役会設置会社の場合）
	株主名簿（株式会社の場合）
	許可証など（許認可を受けている場合）
財務関連	３期分の決算書類（税務申告書と別表を含む）
	事業収支、店舗別収支
	返済予定表（借入がある場合）
労務関連	就業規則
	給与規定、賞与規定
	退職金規程
	時間外・休日労働に関する協定届（36協定書）、労働者との協定書
	組織図
	従業員名簿
	給与台帳
不動産関連	不動産賃貸借契約書（賃貸人および賃借人の場合）
	土地建物の登記簿謄本（全部事項証明書）、固定資産評価証明書
事業関連その他	事業計画書
	会社案内

売却できるかに尽きます。そのためには、価値評価を正確に実施し、なるべく多年度の営業権を取引金額に上乗せしてもらうことが重要な視点となってきます。

売り手がM＆Aで損失を出す結果になってしまったら、たとえクロージングまで進めたとしても、そのM＆Aは明らかに失敗です。

○売り手が用意しておくべき書類

M＆Aの際、売り手はさまざまな書類を用意しなければなりません。M＆Aアドバイザーへの依頼にあたっては案件を把握してもらうための書類が必要ですし、買い手候補が見つかって具体的に交渉を進めていくときにも書類を開示する必要があります。

最低限必要な書類を**表3-15**に示します。法務関連、財務関連、労務関連、不動産関連、事業関連など多岐にわたりますが、まずはこれらの書類を用意し、依頼するM＆Aアドバイザーに開示します。M＆Aアドバイザーは書類をもとにノンネームシートを作成し、買い手候補に開示することになります。

次に、買い手候補が前向きに進めたいと意思表明し、守秘義務契約を締結してネーム

第3章　Ｍ＆Ａを進める際に押さえておくべき知識とポイント

クリアに至れば、これらの書類を買い手候補に開示します。その後、順調に進めば、対象先との条件交渉、基本合意の締結、デューデリジェンスの実施、最終譲渡契約の締結、クロージングという一連の流れで進んでいきます。

　Ｍ＆Ａをスムーズに進めたいのであれば、こうした書類をあらかじめ用意しておくことが大切です。

②譲渡を受ける際の注意点

○買い手の経済的リスク

　次に買い手の経済的リスクの有無や内容を確認していきます。

　Ｍ＆Ａにおいて買い手は、対象先の保有する資産価値を超える金額を支払うことになります。実質営業利益の１〜５年分を上乗せするためです。つまり当初は、実質営業利益の１〜５年分についてはマイナスになります。買い手がこの上乗せ分を回収するためには早期に大きな利益を上げる必要がありますし、回収が終わるまではＭ＆Ａの実質的な利益を得ることはできません。

　つまり、Ｍ＆Ａの後に経営がうまく軌道に乗らない場合、買い手はＭ＆Ａによって経済的損失を被るリスクがあります。誤解を恐れずに言うと、買い手にとってＭ＆Ａは「損から始まる」のです。それは避けることはできません。

○買い手がＭ＆Ａに成功するための条件

　それでは、損から始まったＭ＆Ａを利益に変えるために、買い手はどのように対処したら良いのでしょうか？　具体的には、以下の３つの条件が必要です（**図3-12**）。

・**Ｍ＆Ａは損から始まることを理解する**

　まずは、Ｍ＆Ａが損（マイナス）から始まるという前提を理解し、受け入れることが重要です。このことを理解せず、ゼロから始まると考えていると、Ｍ＆Ａ後も「収支がトントンでも損にならなければ良い」といった考え方となり、いつまで経っても営業権分を回収することができなくなります。当初はマイナスであることを前提に、早期に回収する努力を続ける姿勢が重要です。

・**損を取り戻し、なおかつ利益を上げるため、事業計画を策定する**

　Ｍ＆Ａ後に効率的に利益を上げて早期にマイナス分を回収するためには、的確で効果的な事業計画が必須です。Ｍ＆Ａ前から綿密に計画を立てて、Ｍ＆Ａ後にスムーズに取りかかれるよう準備しておきましょう。Ｍ＆Ａの条件交渉中にも、その事業計画の実現

127

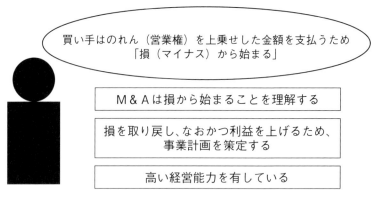

図3-12 買い手がM＆Aに成功するための条件

性について常に意識しておくべきです。

・高い経営能力を有している

　効率的に売上を伸ばして利益を上げるためには、経営者の才覚が重要です。つまり、買い手がM＆Aに成功するためには、高い経営能力が必要となります。動物病院の経営であれば、院長の人柄や臨床力、マネジメント能力が要求されますが、新経営者の経営能力が前経営者と同等であれば、M＆A後に売上が大きく伸びることはあまり考えにくいですので、営業権の分だけ損失となってしまうおそれがあります。

○買い手候補が作成する重要な書類：意向表明書

　M＆Aにおいて買い手候補が作成する重要な書類に意向表明書があります。意向表明書は、買い手候補が売り手に対し、買い受けを希望することを表明し、その条件などの意向を記載して渡す書類です。売買の対象や方法、金額や想定スケジュールなどが記載されますので、その後の条件交渉の土台になります。

　意向表明書は買い手候補から売り手への一方的な書類ですから、売り手は拒絶することができますし、法的拘束力もないと考えられています。買い手候補は売り手に気に入ってもらわない限り、M＆Aを進めることができません。買い手候補が複数存在するなら、売り手はそれぞれの意向表明書を比較して、交渉相手を選択します。

　買い手候補が意向表明書を作成する際のポイントですが、私はいつも買い手候補に「ラブレターを書くつもりで記載してほしい」とアドバイスしています。意向表明書の内容によって買い手候補の本気度が試されますし、売り手は意向表明書を暗記してしまうほど何度も読み返すからです。インターネット上にあるひな形を利用するのではな

く、オリジナルの文書を作成することを推奨します。

　意向表明書には、最低限の情報として以下を書き入れます。

・連絡先
・買い手候補の名称（社名）、代表者名
・日付
・希望買い受け金額
・希望する取引方法
・想定スケジュール

　これだけでは素っ気なく、売り手に与えるインパクトも小さいため、以下の内容を追加します。

・自己紹介（企業紹介）
・対象先に関心を持った理由
・提示している金額の根拠
・譲渡を受けた後の方針（対象先や事業を今後どのように発展させていくか）
・役員や従業員の処遇予定

　意向表明書を作成する際は、これらを自分の言葉で文章にして、売り手に熱意が十分に伝わるように留意しましょう。

③トップ面談の重要性

○トップ面談とは

　M＆Aの行程においてトップ面談は非常に重要です。トップ面談は交渉段階で実施するものであり、基本合意などの契約段階に進むかどうかを決定する上で不可欠です。買い手候補は、自社（自分）を紹介し、買い手としてふさわしい点をアピールします。また、気になることやその時点で開示されている情報で不足している点について、売り手に質問します。

　トップ面談での印象が悪ければ、その先の段階に進もうという意向にはなりません。つまり、トップ面談を軽視していると、いつまで経ってもM＆Aは成功しないのです。

　私の経験上、トップ面談によってお互いが好印象を持った案件では、ほとんどが成約に至っています。極端な例では、決算書に粉飾があったような場合でも、話し合いによって解決することすらあります。反対に、トップ面談で好印象を抱けず「ちょっとどうかな…」と感じた案件では、経済的合理性が明白であったとしても成約に至らないことがほとんどです。結局、人間同士のやり取りですから、人間的に「合う、合わない」も大きな要素となります。

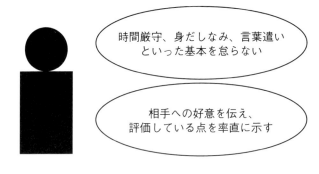

図3-13 トップ面談：買い手の注意点

○トップ面談での注意点
・買い手の注意点
　トップ面談は売り手と初めて接触できる場面であり、アピールできる絶好の機会です。第一印象が重要ですから、時間厳守、服装・髪型といった身だしなみ、丁寧な言葉遣いは基本です。相手への好意を伝え、評価している点を率直に示すと良いでしょう（図3-13）。

・売り手の注意点
　トップ面談の段階で、買い手候補がノンネームシートや案件概要書によって売り手の情報をある程度集めているのに比べ、売り手が持っている買い手候補の情報は限られます。トップ面談では、買い手候補の企業や人物をしっかり見極めましょう。
　また、買い手候補からの質問に対しては誠実に答える姿勢が重要です。格好をつけたり、その場を取り繕うために虚偽を述べると、不信感やトラブルにつながるだけであり、M＆Aが失敗する原因にもなります。わからないことがあれば即答せず、M＆Aアドバイザーと相談をした上で返答しましょう（図3-14）。

・面談を繰り返すことが一般的
　トップ面談は、1回では終わらないことが一般的です。売り手は複数の買い手候補と同時並行で何度も面談を繰り返し、候補を絞り込みます。

○トップ面談時には金額の話をしない
　特に買い手候補が注意すべき点として、トップ面談時に具体的な買取り希望金額を伝

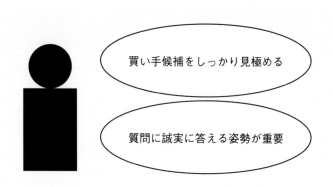

図3-14 トップ面談：売り手の注意点

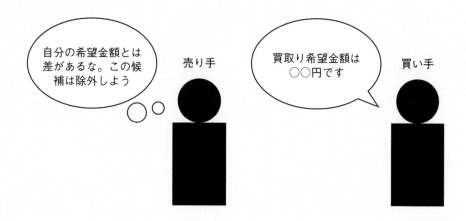

図3-15 トップ面談時には金額の話をしない

えることは控えるべきです。買取り希望金額と売り手が考えている売却希望金額にギャップがある可能性があるからです。売り手は、買い手候補の提示額よりも低額で妥協しても良いと考えているかもしれません。しかし、いったん高い金額が提示されれば、それが基準になりますので、譲渡金額は売り手の想定よりも高額になります。買い手が「払う」と申し入れしているのに、「そんなに高い金額は要りません。○○円で良いですよ」などと言ってくる売り手は普通いません。

一方、買取り希望金額が低額すぎる場合も問題です。売り手が想定している最低限の売却希望金額を下回る金額を提示してしまえば、その時点で候補から除外されるおそれが高いからです（図3-15）。

買取り希望金額と売却希望金額に違いがあることは当然ですが、交渉を進めることで

双方が歩み寄り、最終的な合意に至る可能性はあります。トップ面談で対応を誤ると、大きな機会の損失となってしまいます。

○トップ面談に臨む姿勢

　何の準備もなく、トップ面談に臨むことは危険です。即興で対応すると、予期せぬ質問にうろたえたり、不必要な発言をしてしまったりするおそれがあるためです。トップ面談前に必ずM＆Aアドバイザーと相談し、対処方法などを検討しておきましょう。

　トップ面談でよくある失敗として、「身構えすぎること」「素っ気ない態度をとること」があげられます。初面談時は、自分がどのように見られるのか気になりますし、緊張してどうしても身構えてしまいます。また、素っ気ない態度は、相手に対して優位な心理状態にある場合に現れるものですが、それに限らず、平静を装おうとするあまり不自然になっているケースでも多く見られます。

　しかし、身構えすぎや素っ気ない態度は、相手からは無機質または横柄な態度に見えてしまいます。売り手は買い手に対し、愛着のある事業や従業員をすべてお任せするという気持ちです。経営者の宝である企業の財産を無機質な感じの人や横柄な態度をとる人に任せたいと思うでしょうか？　特に買い手は、トップ面談に臨むとき、売り手について評価している点や今後のビジョンを積極的に語り、前向きな姿勢を示さなければなりません。

④M＆Aで従業員はどうなるのか？

○雇用を継続するかどうか

　M＆Aを実施すると、企業の経営者が変わりますので、従業員も大きな影響を受けます。そのため、新経営者のもとで従業員がどういった処遇を受けるのかが問題です。

　多くの売り手は、これまで企業の発展のために尽くしてくれた従業員に引き続き働いてもらいたいと願います。一方、買い手は、従業員に対する思い入れや義理がないため、雇用を保障しようとは必ずしも考えていません。買い手にとっては投資に対するリターンが重要ですから、雇用の継続が利益につながるなら従業員の残留を望みますし、利益につながらないと判断すれば雇用をとりやめることもあります。M＆Aの条件として、買い手が不要と判断した従業員を解雇するよう売り手に要求してくることすらあります。

○従業員の離職について

　逆に、買い手側が現在の従業員に引き続き働いてもらいたいと強く要望するケースも

あります。しかし「職業選択の自由」もあり、売り手と買い手でどのような契約を結ぼうとも、雇用を強制することは実際のところ不可能です。契約でできることは、譲渡条件に影響をさせる、たとえば、キーパーソンが離職した場合、求人コスト等を参考に○○万円ディスカウントするなどが考えられます。

しかしながら、私の経験上、あらかじめ離職が予定されていたケースを除き、M＆Aを契機に離職に至ることは非常に少ないのが実際です。明確なデータはありませんが、M＆A後の約半年程度の離職率は、むしろ下がる傾向が見受けられます。従業員の立場からすれば、離職するにしても次の仕事を見つけてからと考えるのが一般的でしょうし、新しい経営者となることで今までの不満や不安が解消されるのであれば、逆に離職の必要はないと考えるのではないかと思います。

○合併では人員削減が行われやすい

スキームとして、合併によるM＆Aが行われると、概して人員削減が行われやすくなります。これは企業が１つに統合されることと関係があるでしょう。特に救済的な合併の場合、20％程度の大幅な人員削減が行われることも一般的です。M＆Aではシナジー効果を目的としますが、コストカットの効果は比較的簡単に現れやすいのです。人件費を大幅に削減すれば、短期間でシナジー効果を実現できます。

○従業員の納得が重要

多くの場合、M＆Aによって従業員の処遇が変わります。たとえば、福利厚生制度や退職金制度などが変更されることがあります。そのような場合、経過期間を設けて、当面は２つの制度を並立させることもありますが、いずれは１つに統合します。または、統合するのではなく、新制度を策定することもあります。いずれにせよ、制度変更があるのなら、従業員が納得しやすいかたちで進めるべきでしょう。従業員の不満の高まりや労働紛争といった無用なリスクは避けるべきです。

○従業員への告知のタイミングは？

従業員にM＆Aを告知するタイミングも非常に重要です（**表3-16**）。

従業員に告知を行う場合、まず、従業員をキーパーソン、幹部、一般従業員に分けます。

キーパーソンとは、業績への貢献度が高く、M＆A後も特に残ってほしい人材のことです。M＆Aが決まれば、キーパーソンとは早めに面談し（買い手にも接触してもらい）、残留した場合の給与や条件などについて丁寧に説明します。安心できる処遇や職場環境を約束することで、キーパーソンの残留の意思が固まりやすくなり、退職を防止

表3-16 従業員への告知のタイミング

キーパーソン	基本合意締結の段階に進んだころに、面談し（買い手にも接触してもらい）、残留した場合の給与や条件などについて丁寧に説明し、安心できる処遇や職場環境を約束する
幹部	基本合意締結の段階に進んだころに、個別面談を行う
一般従業員	最終譲渡契約締結の直前または直後に全体向け告知の方法で行う。モチベーションの維持に留意し、給与などの処遇や人員削減の有無などについて丁寧に説明する

できます。次に幹部に告知します。中小・小規模企業は特に経営者と幹部との連帯感が非常に強く、そういった精神的つながりを持った幹部のモチベーションを維持するためにも、一般従業員よりも早いタイミングで告知しておくことが望ましいのです。幹部への告知は、個別面談を行うと良いでしょう。

これらキーパーソンや幹部への告知は、基本合意締結の段階に進んだころには行うべきです。

一方、一般従業員への早いタイミングでの告知には高いリスクが伴います。従業員が動揺することでモチベーションが低下し、企業全体のパフォーマンスが落ちてしまうおそれがありますし、外部にM＆Aの情報が漏えいし、取引先や金融機関の不信を買うおそれもあるためです。そのため、一般従業員への告知は、最終譲渡契約締結の直前または直後に行います。方法は、朝礼など全体向けの告知でかまいません。

一般従業員への告知に際しては、特にモチベーションの維持に留意すべきです。M＆Aが優秀な人材のモチベーションの低下や退職につながれば、M＆Aの意義も低下するからです。M＆Aは基本的に従業員に不安感を与えるものです。そのことに十分に配慮して、安心感を持ってもらえるように努めましょう。具体的には、給与などの処遇や人員削減の有無に関心が集まりますので、それらを丁寧にわかりやすく説明します。企業が飛躍を遂げるためのM＆Aであるという基本的な考え方を共有できれば、さらに望ましいでしょう。

⑤個人保証している場合に注意！

M＆Aにおいて、前経営者が個人保証している場合には注意が必要です。これは事業承継の失敗の原因にもなりやすい大きな問題の1つです。

日本では、企業の借り入れを経営者が個人保証することが多く、経営者は常に個人保証が気にかかっています。そのため、個人保証を外すことが、売り手の動機になっていることすらあります。

ただし、M＆Aを実施したからといって、個人保証が外れるとは限りません。売り手の経営者のなかには、事業を売却したら個人保証が当然外れると考えている人が相当数います。しかし、個人保証は金融機関と経営者が直接、保証契約という契約を締結していることから発生する義務ですから、M＆Aを実施しただけでは保証契約に影響はなく、個人保証は有効なままです。個人保証を外すためには、金融機関と交渉して保証契約を解約してもらわなければなりません。解約するためには通常、別の担保を要求されます。たとえば、買い手の経営者が個人保証したり、買い手企業が別の担保を入れる方法などです。

そのため、M＆Aにおいては、契約の条項を詰める際、買い手が金融機関と交渉して、売り手の個人保証を外す手続きを実行することを盛り込まなければなりません。買い手によっては、この条項を盛り込むことを嫌がることがあります。しかし、売り手にとっては非常に重要な点ですから、譲ってはなりません。もし、個人保証を外すことができずにいて、M＆A後に新経営者のミスによって企業が債務不履行を起こしたとしたら、個人保証している前経営者の個人資産が取られてしまうのです。

○金融機関が個人保証を外してくれないケースでの対応方法

買い手は最終譲渡契約締結後、速やかに金融機関に連絡し、売り手経営者の個人保証を外すよう交渉するのですが、金融機関によっては保証の解除が認められないことがあります。金融機関にしてみると、売り手経営者は信用できるけれど、未知の買い手は信用できるかどうかわからないと考えるからです。このようなケースでは、買い手が別の金融機関で借入し、売り手経営者の保証がついている金融機関の債務を完済する方法をとり（いわゆる借り換えによって）、売り手経営者の個人保証を外すことが必要になります。面倒な作業にはなりますが、M＆Aを成功させるためには、怠ることなく必ず行うべき重要事項です。

⑥廃業（清算）か、M＆Aかで迷ったら…

後継者がいない中小・小規模企業の経営者がリタイアするときには、廃業（清算）またはM＆Aが選択されます。現状、動物病院においては、多数の経営者が廃業を選択しています。廃業が多い理由としては、「第2章 2－① M＆Aを自分事として捉える」でも述べましたが、M＆Aのことを知らない、または自分とは無関係だと捉え、廃業が唯一の選択肢になっているのだろうと思われます。

それでは、廃業（清算）とM＆Aでは、どちらが有利なのでしょうか？ ここでは廃業（清算）と株式譲渡によるM＆Aを比較して考察していきます。

○廃業（清算）のケース

　清算する場合には、企業が保有しているすべての資産を売却して換金し、同時に借入金などの負債をすべて返済します。差引の現金が企業に残りますが、これには所得税（税率はおよそ40％）がかかります。そして、残った現金は株主への配当原資になり、保有している株式の比率に従って配当が行われます。ところが、配当金にも税金がかかってしまいます。その税率は、最低で10％弱ですが、最高は50％弱にもなります。

　このように、清算の場合、清算時点における企業の純資産額しか手元に残らない上、2重に課税されますので、手取金額は大きく減少してしまいます。

○株式譲渡のケース

　一方、株式譲渡によって前経営者が保有する株式を売却したとき、売却益にかかる税金はおよそ20％です。課税はこの1回だけです。さらにM＆Aの場合、純資産額だけではなく、1〜5年分の営業権が上乗せされますので、単純に清算するよりも、基準となる金額（税引前の金額）自体が高額になります。清算とM＆Aを比較すれば、経済的にはM＆Aの方が明らかに有利です。

○具体的な計算例

　具体例をあげて考えます。

　純資産額が1億円、1年分の実質営業利益が2,000万円の企業があるとします。この企業を清算する場合、1億円が残りますが、40％が課税されますので、残る現金は6,000万円です。ここから株主配当すると、所得税率が48.6％となるため、売り手経営者の手取金額は3,084万円となります。

　一方、M＆Aで営業権3年分を上乗せして売却できたとします。その場合、売却によって得られる現金は、1億円＋2,000万円×3年分＝1億6,000万円です。そこに20％が課税されますので、売り手経営者の手取金額は1億2,800万円となります（図3-16）。

　清算とM＆Aとでは、天と地ほどの差が出ることは一目瞭然です。

○リタイアするならM＆Aを選択すべき！

　リタイアを考えたとき、M＆Aか清算かの選択肢のなかで、あえて清算を選ぶ意味はほとんどありません。買い手がつき、M＆Aが可能なのであれば、必ずM＆Aを選択すべきです。M＆Aによって手取金額が大きく増えるだけではなく、思い入れのある大切な企業を残すことができますし、従業員の雇用も守ることができます。M＆A後、すぐに完全にリタイアするのではなく、顧問や会長として名前を残したり、関与したりする

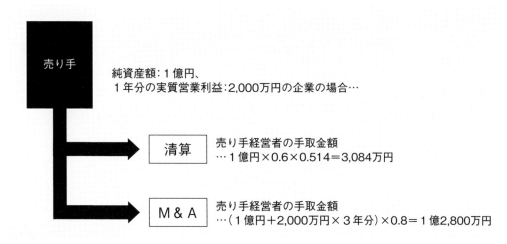

図3-16 廃業（清算）か、M＆Aか？

ことも可能ですし、企業の行く末を見守ることもできます。

　ここまで読み進めてきた読者であれば、大半の動物病院が廃業を選択しているという現状が、個人的にも社会的にもいかに大きな損失となっているのかが理解できるでしょう。

⑦売れない場合は？

　リタイアするならM＆Aを選択すべきだとしても、なかにはどうしても売れない企業もあります。特に業績悪化を理由に企業を売却しようとしても、なかなかうまくいかないことが多いのが実際です。売り手の業務内容に関心を持ち、買取りによって大きなシナジー効果を発揮できる自信を持った買い手が現れると良いのですが、そううまくいくケースばかりではありませんし、業績が悪化している企業は、売却できたとしても取引金額を相当下げられてしまう可能性が高くなります。

　買い手が見つからず、どうしても売れない企業となってしまった場合には、残念ながら最終手段として廃業を検討せざるを得ません。業績不振、具体的には2期連続で赤字が続いているなら専門家に相談すべきです。まずは、事業再生型M＆Aによって生き残りができないか、M＆Aアドバイザーに相談をすると良いと思いますが、再生（救済）が不可能なケースでは弁護士に相談して、企業の再生や整理手続きについてのアドバイスを聞きましょう。早期に弁護士に相談すれば、破産などに至らず、民事再生などによって企業を再生（＝存続）させる道を選択できる可能性もあります。

Column　Ｍ＆Ａが増えている理由

　Ｍ＆Ａは、2000年以降急激に増加しています。データが公開されている大規模な案件（上場企業など）だけでも、1999年は1,200件弱だったものが、2000年には1,600件、2004年には2,200件、2006年には2,600件を超え、その後いったん落ち込んだものの毎年2000件程度で推移しています。Ｍ＆Ａの増加にはいくつかの要因がありますが、まずはＭ＆Ａを実施しやすいように制度が整えられたことがあげられます。

　1つは、独占禁止法の改正により、純粋持株会社が解禁されたことです。純粋持株会社とは、それ自体は事業を行わず、グループ企業の株式を保有することだけを目的とする会社です。グループのトップに立ち、グループ全体の戦略を決定、実行し、傘下の子会社を監督します。たとえば銀行などで「○○ホールディングス」「○○フィナンシャルグループ」などの名称を見かけますが、これは純粋持株会社を利用したものです。純粋持株会社を作るには、旧株主の株式を新会社に移転する必要がありますが、そのために株式移転や株式交換などのスキームが利用されます。これらのスキームも近年整備されたものですが、買収の対価として、子会社の旧株主には親会社の株式が交付されるため、現金が不要です。

　また、中小企業にも活用しやすい簡易なＭ＆Ａも認められ、税法上の取り扱いも明確になり、会計基準も整備され、Ｍ＆Ａが普及しやすい状況が着実に整ってきました。さらには、2006年の会社法の施行により、組織再編はさらに容易になりました。

　たとえば、合併をするとき、従前は対価として株式を交付していたのですが、現金の交付でも良いことになりましたし、三角合併（子会社が他の会社を吸収合併するとき、親会社の株式を対価として交付すること）もできるようになりました。

　また、一定の条件を満たす場合には、株主総会の特別決議なしで合併や事業譲渡、会社分割や株式交換などを行える「簡易組織再編」や「略式組織再編」などの制度が整えられたことにより、簡便かつスピーディーにＭ＆Ａを実行できるようになったことも、Ｍ＆Ａの件数を押し上げている一因です。

　このように法律や税制度の整備を進めることは、国としても、国際競争力を高めるためにＭ＆Ａを積極的に実施してきたいと考えているからです。制度的な環境整備と、実際の需要の高まりがあいまって、これからもＭ＆Ａの件数は伸びていき、社会における存在感を増していくと予想されます。

Appendices

Appendix 1

M＆Aでステップアップを実現した
院長へのインタビュー

Appendix 2

M＆Aで重要な書類（契約書）の
見本（ひな形）

Appendix 1

Ｍ＆Ａでステップアップを実現した
院長へのインタビュー

　ここでは、動物病院の事業承継をファンドへの株式売却という少し変わったスキームで実施した院長へのインタビューを紹介します。

―対象の動物病院の概要―
　本社：東京都
　年間売上額：４億円程度
　事業内容：動物病院とトリミングサロンなどの運営
　拠点数：10（うち動物病院は３院）

筆者　なぜ事業承継を考えたのですか？
院長　このまま事業が成長を続けるとは想像できなかったからです。共働き夫婦の増加、核家族化や高齢化の進展など社会の変化に伴い、ペットを飼わない人が増えていると実感しています。また、飼育していても、動物病院に通う経済的な余裕がないケースも見受けられます。今後も動物病院の新規開業は続くでしょう。そして、近隣に新しい動物病院ができれば、どうしても注目を集めます。飼い主としては「きれいな動物病院だから、１度試しに行ってみよう」と考えますし、そこで気に入れば、そのまま新しい動物病院をかかりつけにすることもあるでしょう。こうして日増しに競争が激化し、既存の動物病院の経営が圧迫されていく可能性が高まると考えていました。

　さらに、動物病院では人手不足が深刻です。私が経営していた動物病院でも、勤務獣医師や動物看護師が慢性的に足りない状態でした。求人を出しても、応募がほとんどなく、１名採用できれば良い方です。また、採用しても思ったような働きをしてくれません。なんとか勤務獣医師を育てても、３～５年で独立されてしまいます。この先、同じサイクルを延々と繰り返さなければならないと考えるだけでストレスでした。

　さらには、これからは資本力のある大企業が動物病院の経営に参入してくる可能性があります。近隣に、MRIなどの高度な医療機器を備え、優秀な獣医師を揃えた大規模

Appendices

な動物病院ができてしまったら、私が運営しているような一般的な動物病院は、たちまち市場からはじき出されてしまうでしょう。また、私はもともと 40 歳までにリタイアしたいと考えていたのです。家族ができたタイミングでもありました。このようなさまざまな理由により、私は動物病院の事業承継を考えたのです。

筆者　動物病院が順調に成長している最中の売却に対して、何か反応はありましたか？
院長　成長しているのになぜ事業承継したのか？ と聞かれることはありますが、私は「成長しているときこそが売り時」だと考えていました。成長している時期だからこそ高値をつけてもらえますし、売上が落ち込めば評価は下がります。Ｍ＆Ａにはとても時間がかかります。実際に私も 2 年かかりました。事業承継を考えているなら、とにかく早めに行動すべきです。

筆者　Ｍ＆Ａを通して気づいたことはありますか？
院長　動物病院の事業承継の多くは、高齢期を迎えた院長が運営する動物病院を若手獣医師が買い取るという個人間のＭ＆Ａです。承継者を求める院長と新規開業したい若手獣医師の両者が満足しているのであれば良いことだとは思うのですが、このパターンだけでは、動物病院業界全体が抱える諸問題（私が事業承継を考えた理由）の解消にはつながりません。飼育頭数の減少や人手不足など、業界全体の問題を解消するためには、もっとダイナミックな対応が必要なのではないか？ と考えています。
　ところで、私の動物病院は年間売上額が 4 億円程度でしたが、一般的に言って、個人でこの規模の動物病院は買収できません。多くの若手獣医師は 3,000 ～ 5,000 万円の範囲で買収先を探していますので、年間売上額 1 億円を超える規模の動物病院は非常に売却が難しいのです。一方、実際に事業承継したい院長は、年間売上額 1 億円以上のケースが多いのではないかと思います。

筆者　ファンドへの売却を選択されましたが、決め手は何でしたか？
院長　個人には買い取ってもらえないことが明らかでしたので、ペット関連事業を営む法人やホームセンター、個人投資家などを数多く紹介してもらいましたが、なかなか気に入った対象先は見つかりませんでした。2 年ほどかけてようやく見つけたのがファンドです。そのファンドの提案では、獣医師を中心にした経営計画が掲げられ、獣医師が苦手とする事務や経理をサポートする内容が含まれていました。私は、そのファンドの提案をとても魅力的に感じました。なぜなら、とても太刀打ちできないと考えていた資本力のある大企業を自分の側で作ることができるからです。さらに私に対しては、動物病院をまとめる持株会社の代表取締役に就任しないかというオファーもありました。そ

141

の提案により、リタイアしたいという考えを改め、動物病院業界全体が抱える諸問題の解消に努め、業界の発展に尽くしていこうという希望を持ちました。

筆者　事業承継をステップアップの材料にしたわけですね。
院長　私は今、M＆Aによって新たな活躍の場を得て、やる気に満ちています。資本力を活かしたさまざまな事業の計画を立てていますし、傘下に入ってくれる動物病院も募集しています。動物病院の事業承継には、リタイアのイメージが強くあると思いますが、実はそうとは限りません。私の動物病院グループでは基本的に、M＆A後もリタイアしないで、院長として動物病院に残っていただきます。もちろん株式を売却することで、年間売上額の70〜100％程度の現金を取得することができます。役員報酬もしくは給与もありますし、経理や財務、労務などは持株会社が担当するため、日常業務の手間が省けます。これらによって、従来以上に質の高い獣医療を提供できるようになると考えています。

筆者　将来の夢は何ですか？
院長　動物病院グループが成長できれば、採用の促進、雇用環境の安定、高度診療施設の開院なども可能になります。そして当然、上場も視野に入れて検討することになるでしょう。動物病院業界では、日本動物高度医療センターが上場していますが、一次診療を行う動物病院で上場企業はありません。私はその第1号になることも視野に入れています。現段階でも複数の動物病院にグループへの参入を提案しています。私と志を同じくする院長は多いのではないかと考えています。動物病院業界全体が抱える諸問題を改善するため、多くの獣医師と連携・協力し、事業を進められればと希望しています。

Appendices

Appendix 2

Ｍ＆Ａで重要な書類（契約書）の見本（ひな形）

　ここでは、Ｍ＆Ａを進める上で必要となる代表的な書類（契約書）の見本（ひな形）を資料として提示します。ただし、実際にはここに示した書類をそのまま使用するわけではなく、それぞれの案件の内容に応じて綿密に作成していくことになります。あくまでも見本となる基本的な資料の提示であり、ここで示したひな形を使用して何らかのトラブルが生じたとしても、その責を負いかねますことをあらかじめご了承ください。

　機密保持に関する誓約書、ファイナンシャル・アドバイザリー契約書、事前依頼資料（事業譲渡用）、秘密保持契約書、意向表明書、中期経営計画書、基本合意書（事業譲渡）、基本合意書（株式譲渡）、事業譲渡契約書、株式譲渡契約書の例を次ページ以降の**図Ａ‐１〜10**に示します。実際のＭ＆Ａの行程では、このような書類が必要になるというイメージをつかんでください。

東京都
株式会社 ＊＊＊
代表取締役　＊＊＊＊　様

機密保持に関する誓約書（例）

　当社は、貴社から提供される M&A 案件を検討するにあたり、貴社から当社に対し提供される一定の秘密の固有情報（以下「秘密情報」という）について、下記の事項を厳守することを誓約するため本誓約書（以下「本誓約書」という）を差入れます。

1.　当社は、秘密情報を貴社が認めた目的にのみ使用し、他の目的には使用しないものとする。

2.　当社は秘密情報を厳密に機密のものとして取り扱い、貴社の事前の書面による承諾がなければ、貴社が認めた目的のために秘密情報を知る必要のある者であって、その者に当社が本書の条項にしたがって秘密情報の秘密性を維持する義務を負わせた当社の役員、従業員及び弁護士会計士等の専門家並びに当社親会社以外の者に、その全部または一部を開示しないものとする。

3.　本誓約書上、「秘密情報」とは、書面によると口頭によるとを問わず、本案件に関連して貴社が当社に開示したすべての情報で、公知となっていない情報を意味する。但し、以下の情報は含まないものとする。

　(a)　本誓約書提出日以降に公に開示された情報であって、本誓約書に違反して開示された情報以外のもの。

　(b)　貴社が当社へ開示する前に、本案件に関連して当社が合法的に入手していた情報。

　(c)　当社が第三者から取得した情報。但し、(i)当該第三者が当該情報に関し貴社に対して負う義務に違反したこと、もしくは第三者がそのような義務に違反して当該情報を取得したことを当社が知らない場合であって、(ii)当該第三者が当該情報の開示をしないよう当社に義務づけていない場合に限る。

　(d)　強行法規、あるいは裁判所または本案件会社に監督権を有する政府官庁もしくは規制当局の命令により開示が必要とされる情報。但し、かかる場合には、当社は貴社に対し書面で実務上可及的速やかにかかる開示を通知するものとする。（可能であれば事前の通知とする）

4.　貴社の書面による請求があり次第（いずれの場合も請求後１４日以内に）、秘密情報に関して貴社により当社に対して提供されたすべての書面、電磁的方法またはその他の形態の資料とそのコピーを返却し、当社の記録（書面、電磁的方法、その他の形態を問わず）に残る秘密情報を破棄するものとする。係る資料の返却または破棄にかかわらず当社、その役員及び従業員は本誓約書の有効期間を通じて秘密情報

図A-1　機密保持に関する誓約書（例）

を厳密に機密のものとして扱う義務を負うものとする。

5. 本誓約書の義務は本誓約書の日付の日から 2 年間とし、延長の際は別途協議するものとする。

6. 本誓約書は、国際私法の準則を考慮することなく、日本の法律に準拠し、日本の法律に従って解釈されるものとする。各当事者は、□□地方裁判所が本契約書に関して生じるすべての争いについて専属管轄権を有することに合意する。本契約書中のいずれかの条項が違法または無効とされた場合、違法または無効である限度で当該条項は本誓約書から削除され、その他の本誓約書の規定は引き続き完全に有効なものとする。

本誓約書は、記載の日付で効力を生じるものとする。

平成○○年○○月○○日

東京都
＊＊＊株式会社
代表取締役　＊＊＊

機密保持に関する誓約書（例）

ファイナンシャル・アドバイザリー契約書（例）

株式会社＊＊＊＊＊（以下、「甲」という。）と（M&Aアドバイザー）（以下、「乙」という。）とは、甲の株式譲渡、事業譲渡、不動産譲渡等の資産譲渡（以下、「本件取引」という。）に関する甲の乙に対する一定の業務委託につき、以下の通り合意する。

第1条（ファイナンシャル・アドバイザリー業務の委託）
甲は、乙を本件取引に関する甲のファイナンシャル・アドバイザリーに指名し、乙はかかる指名を受託する。

第2条（業務内容と過程）
本件取引に関するアドバイザリー業務は、以下の内容と過程が想定される。但し、その内容と過程は変更される可能性がある。乙は、以下のアドバイザリー業務を実施するに当たって、弁護士、公認会計士などとの連携が必要な場合、甲によるそれらの選定を援助し、また、甲による本件取引の過程全体の監督に関するアドバイスを提供する。但し、甲は、第6条により、30日間の予告期間を経ていかなる時点においても本契約を解除できる。

　①甲は、甲の事業戦略及び本件取引に関する戦略を乙に説明する。甲は、乙に対して現在本件取引に関し情報交換、交渉等を行っている、もしくは今後行う予定の株式譲渡先候補企業（以下、「候補企業」という。）に関する情報を開示する。

　②乙は、甲から候補企業リストと、それらの企業に関する情報の開示を受ける。乙は、甲から提供された候補企業以外に相手先として相応しいと思われる候補企業を甲に提示する。乙は、候補企業の業務内容、事業規模などを比較して、甲の合意の下、相応しい会社を絞り込む。

　③乙は、甲と協力して、絞り込まれた候補企業について予備的な評価を行う。乙は、甲の合意の下、候補企業の予備評価を基にコンタクトの優先順位とアプローチ方法を決め、複数の候補企業に同時に接触する。

　④乙は、候補企業が甲の意図に興味を示した場合、必要があれば候補企業と秘密保持契約を交わし情報交換をする。乙は、甲が候補企業と情報交換できるミーティングを速やかに設定できるよう務め、また候補企業が考える株式買取・資産買収に当たっての基本的条件とそれらの優先順位の把握に努める。

　⑤候補企業と本件取引に関する交渉に入る。乙は、本件取引のストラクチャリング（取引構造、取引方法、取引タイミングなど）とバリュエーションに基づいたプライシングの提案を行い、本件取引についての条件を交渉する。

図A-2 ファイナンシャル・アドバイザリー契約書（例）

⑥候補企業と本件取引に関する基本的な条件についての合意ができた場合、必要があれば速やかに基本合意書を締結できるように務める。

⑦乙は本件取引に関する最終合意ができた場合、最終合意書を速やかに締結できるように務める。ただし、本件取引の形態も、最終的に本件取引をするか否かも、あくまでも甲の判断に任される。

⑧候補企業による取引対価の払い込みをもってクロージングとする。

第3条（報酬・費用）

本件業務の対価として、甲は乙に対し、以下の通り報酬を支払うものとする。

① 甲が、乙の紹介にかかる候補企業と本件取引に関する契約を締結した場合、甲は、本件取引のクロージング日（株式・資産の譲渡日、株式、社債などの発行日、負債肩代わり日、合弁会社などの設立日など資産の移動日を指す。）から10日以内に、乙に対して、下記の方法により、取引対価に掛け目を掛け合わせて得られる成功報酬（消費税は別途請求）を支払うものとする。

　　　５億円以下の部分：５％
　　　５億円超１０億円以下の部分：４％
　　　１０億円超の部分：３％
　　　５０億円超の場合：２％
　　　例）売買金額が７億円の時　５億円×５％＋（７億円－５億円）×４％＝３３００万円
　　　＊上記全ての金額は税別の表示。
　　　＊株式譲渡の場合には、株価と有利子負債の総合計額を取引額として算出する。

　　　但し、成功報酬の最低金額は、取引対価に応じてそれぞれ以下の金額（消費税は別途請求）とする。
　　　　取引対価３，０００万円以上の場合：５００万円
　　　　取引対価３，０００万円未満の場合：３００万円

② 本件に規定する成功報酬の支払いに加えて、事前に甲の承諾を得た場合、本件業務の遂行のために乙が合理的に支出した費用を、甲は乙からの請求に応じて支払うものとする。また、乙が外部の弁護士、公認会計士、税理士その他のアドバイザーを起用する場合には、事前に甲の承諾を得るものとする。

③ 甲は、上記成功報酬（消費税は別途請求）を下記の乙指定口座に振り込む事とする。
　　　指定口座：＊＊＊＊＊＊＊＊＊＊＊
　　　　　　　　＊＊＊＊＊＊＊＊＊＊＊

ファイナンシャル・アドバイザリー契約書（例）

第 4 条（専任契約）
甲は、本契約第 2 条で規定する本件取引に関するアドバイザリー業務を、乙にのみ依頼するものとする。

第 5 条（情報に関する免責）
乙が甲に対して本件業務に関して提供する情報に関し、乙はその正確性または網羅性に関して何ら責任を負うものではなく、乙はその情報が正確且つ網羅的であることに依拠することが許されるものとする。但し、乙において当該情報の誤謬に関し故意または重過失がある場合にはこの限りではない。

第 6 条（解除）
甲及び乙は、相手方が本契約に違反したときは、違反状態を解消すべきことを書面により相手方に求め、相手方が 30 日以内にこれに従わないときは本契約を解除することができるものとする。また、甲及び乙は、正当な事由がある場合、30 日前に書面により予告して本契約を解除することができる。

第 7 条　（補償）
本件業務の遂行に関し、乙または乙の役員、従業員、代理人及びアドバイザー（以下、「乙の被補償者」という。）が、第三者または政府機関より何らかの請求を受けまたはそれらに対して責任を負担した場合には、甲は、乙の被補償者の被った一切の損失、損害及び費用（弁護士費用を含む）を、乙の請求に応じて補償することに合意する。但し、それらの損失、損害及び費用が、乙の被補償者の故意または重過失による本契約または法令の違反に基づく場合にはこの限りではない。

第 8 条（乙の免責）
乙による本件業務の提供に関し、甲または甲の関連会社、それらの役員、従業員、代理人及びアドバイザーが何らかの損失、損害または費用（弁護士費用を含む）を被った場合でも（以下、「甲関係者」という。）、乙の被補償者に故意または重過失による本契約または法令の違反がある場合を除き、甲関係者は、乙の被補償者に対し何らの請求を行わないものとする。

第 9 条（契約期間）
本契約は、下記の締結日から 1 年間効力を有するものとする。有効期間の 1 ヶ月前までに甲または乙から、変更もしくは解約についての文書による意思表示のない場合には、契約を 1 年間自動延長するものとし、以降も同様とする。第 3 条並びに契約期間終了後も存続

ファイナンシャル・アドバイザリー契約書（例）

することが明記された規定は、かかる本契約期間の終了後も存続するものとする。

第 10 条（信義則）
本契約に定めのない事項及び本契約に定める事項について疑義が生じた場合には、甲及び
乙は、信義誠実の原則に則り、誠意を持って協議し、円満に解決を図るよう努力するもの
とする。

第 11 条（直接交渉の禁止）
甲は、事前の乙の承諾なく業務の推進を目的として、乙が本目的推進の為に相手方へ紹介
した企業、又はその関係者に直接接触し、交渉をしてはならない。

第 12 条（特約）
本契約有効期間終了のときから 36 ヶ月以内に、甲と乙の紹介にかかる相手候補者が、本件
取引の実行に関して合意に達した場合、本契約期間中に同契約が締結されたものとみなし、
甲は乙に対し、第 3 条所定の成功報酬を支払うものとする。

第 13 条（準拠法・管轄）
本契約の準拠法は日本法とする。本契約に関する一切の紛争に関しては、□□地方裁判所
を第一審の専属管轄裁判所とすることに、甲及び乙は合意する。上記の合意を証するため、
甲及び乙は本書 2 通を作成し、甲及び乙が各 1 通を保有する。

平成〇〇年〇〇月〇〇日

（甲）
　　　株式会社＊＊＊＊＊

（乙）
　　　（M&A アドバイザー）

ファイナンシャル・アドバイザリー契約書（例）

対象会社名　＊＊＊＊＊

事前依頼資料（事業譲渡用）

区　分	No.	提　出　書　類	備考	チェック
会社組織	1	商用登記簿謄本		
	2	定款		
	3	許認可関係資料		
	4	会社の沿革、パンフレット等		
	5	組織図		
	6	関係会社の一覧(オーナー関連企業を含む)及び決算書	過去3期分	
営業	1	取引先との契約書・覚書		
	2	仕入先および外注先(あれば)との取引実績と支払条件		
	3	顧客台帳		
	4	商品・サービスの価格表		
	5	営業施策(広告宣伝の実績、チラシのコピー等含む)		
設備	1	賃貸契約書(店舗賃貸借契約以外の契約)		
	2	リース契約の明細表及び契約書		
財務・経理	1	決算書及び法人税申告書(勘定明細を含む)	過去3期分	
	2	店舗別損益実績資料	過去3期分、当期	
	3	当期の各月の月次合計残高試算表及び累計試算表		
	4	現金・預金出納帳及び預金通帳	過去3期分、当期	
	5	総勘定元帳、売掛金元帳、棚卸資産台帳、仕入元帳	過去3期分、当期	
	6	固定資産台帳または減価償却明細表	直近期末	
	7	就業規則、給与・賞与・退職金規程	直近	
税務	1	給与台帳、一人別源泉徴収簿、扶養控除等申告書、年末調整関係資料	過去2期分、当期	
	2	税理士の関与状況	過去3期分、当期	
	3	税務上の懸念事項		

(注)

上記資料の他にも追加でお願いする資料もあるかと存じます。あらかじめご了承くださいますようお願いいたします。

図A-3 事前依頼資料（事業譲渡用）（例）

Appendices

秘密保持契約書（例）

●●●●●（以下、「甲」という）と○○○○○（以下、「乙」という）とは、両当事者が相互に開示する情報等の取扱いについて、以下の通り契約（以下、「本契約」という）を締結する。

（秘密情報）

第1条　本契約における「秘密情報」とは、M&A及び資本・事業提携等に関わる検討（以下、「本目的」という）に関して行う相手方との打合せ、交渉又は取引の過程で、甲又は乙から相手方に開示された情報のうち、口頭、文書、図面、その他の書類に記載され、もしくは電磁的に記録された相手方の技術、業務、財務、営業、組織、その他の事項に関するあらゆる情報をいう。ただし、次の各号に該当するものはこの限りでない。

　　1　相手方から開示を受ける以前に既に保有し、または開示された後秘密情報を利用することなく独自に知得したもの

　　2　相手方から開示を受ける以前に公知であったか、または開示された後に秘密情報を受領した当事者の責によらずに公知となったもの

　　3　正当な権限を有する第三者から相手方が秘密保持の義務を負わずに知得したもの

　　4　法令の定めに基づき、または権限のある官公署から開示を要求された場合で、当該要求に必要最小限の範囲で応じるもの

（秘密保持義務）

第2条　1　甲及び乙は事前に相手方の書面による同意を得た場合を除き、秘密情報を第三者に漏洩してはならない。

　　2　前項の規定にかかわらず、甲及び乙は、本目的の遂行に必要な限り、予め相手方に通知することにより、秘密情報を弁護士、公認会計士その他専門家に開示することができる。

　　3　甲及び乙は、第1項に定める相手方の同意を得た場合であっても、第三者に秘密情報を開示する場合には、当該第三者に対して本契約と同等の秘密保持義務を課すなどして秘密情報の漏洩を防止する対策を取らなければならない。なお、当該第三者の義務違反による責任については第三者に秘密情報を開示した当事者は当該第三者と連帯して責任を負う。

（損害賠償責任）

第3条　甲又は乙が、本契約に定める義務に違反することにより相手方に損害を与えた場合、相手方に対し、直接生じた通常の範囲で損害賠償の義務を負う。

（秘密情報の取扱い）

第4条　甲及び乙は、本契約に基づいて甲又は乙の相手方から開示又は提供された秘密情報の提供が、提供した相手方からいかなる権限、所有権、権益の移転・譲渡を意味するものではなく、また、将来の移転・譲渡を約するものでないことに同意する。

図A-4　秘密保持契約書（例）

151

（秘密情報の返還）

第5条　甲及び乙は相手側から要求があった場合、本契約秘密情報を所持する必要がなくなった場合又は本契約が期間満了若しくは合意解約その他の事由により終了した場合には、本契約秘密情報を速やかに相手側に返還するものとし、又、返還不能なものについては、相手側に通知の上これを破棄するものとする。

（表明保証）

第6条　1　甲は、甲、甲の主要株主及び役員並びに関係会社が、暴力団、暴力団関係企業、総会屋、社会運動標榜ゴロ、政治活動標榜ゴロ、特殊知能暴力集団その他の反社会的勢力（以下「反社会的勢力」という）と一切関係がないことを表明保証する。

　　　　2　乙は、乙、乙の主要株主及び役員並びに関係会社が反社会的勢力と一切関係がないことを表明保証する。

（協議・仲裁）

第7条　両当事者は、常に相手方との信頼関係の維持に努め、本契約の条項に疑義があり紛争が生じた場合または本契約に規定のない事項について紛争が生じた場合には、信義則に則り、両当事者の協議で円満に解決するように努めるものとする。

（合意管轄）

第8条　本契約に関する紛争は、□□地方裁判所をもって、第一審の専属的合意管轄裁判所とする。

（契約の有効期間）

第9条　本契約の有効期間は、契約締結日から3年間とする。

契約締結の証として本書2通を作成し、甲乙記名押印の上、各1通を保有する。

20＊＊年　＊＊月　＊＊日

（甲）　東京都
　　　　●●●●●
　　　　代表取締役

（乙）　東京都
　　　　○○○○○
　　　　代表取締役

秘密保持契約書（例）

Appendices

Strictly Confidential

平成　年　月　日

株式会社●●
代表取締役●●　殿

●●株式会社
東京都●●
代表取締役　●●

●●株式会社●●事業取得に関する意向表明書

拝啓　貴社ますますご盛栄のこととお慶び申し上げます。平素は格別のご高配を賜り、厚く御礼申し上げます。
　さて、この度は株式会社●●(以下、「御社」といいます。) ●●事業を取得することに関しまして、下記の通り弊社の意向を表明させて頂きます。
　ご高覧を賜りますよう、何卒宜しくお願い申し上げます。

敬具

1. 対象事業の譲受価額
　　弊社希望譲受価額は●●円(以下、「希望譲受価額」といいます。)とさせて頂きます。

2. 譲受対価の種類
　　希望譲受価額●●円全額を、現金にてお支払致します。

3. 対象事業の譲受スキーム
　　現金を譲受対価とする、通常の営業譲渡スキームを想定しております。

4. 承継を希望する事業範囲
　　対象会社が営む、●●事業とさせていただきます。

5. 事業譲受後の運営方針
　　事業譲受後の事業運営方針としては、●●。

6. 経営陣及び従業員の処遇
　　御社●●事業の従業員の雇用については、●●。

7. 問い合わせ先
　　●●株式会社
　　●●部　●●　●●
　　〒●●-●●　東京都●●
　　TEL：03-
　　FAX：03-
　　e-mail：●●@●●

以上

図A-5　意向表明書（例）

中期経営計画書

社名	株式会社＊＊＊＊＊＊
本社所在地	東京都＊＊＊＊＊＊＊＊＊

直前期
20＊＊ 年
＊ 月

予想貸借対照表

(単位：円)

資産の部	直前期修正前	直前期修正後	1年目	2年目	3年目	4年目
流動資産						
現預金	155,809,297	239,106,061	346,532,547	467,964,021	602,000,584	761,111,424
売掛金＋受取手形	6,131,326	6,131,326	7,970,724	10,361,941	13,470,523	17,511,680
棚卸資産	11,378,529	11,378,529	14,792,088	19,229,714	24,998,628	32,498,217
有価証券	0	0	0	0	0	0
短期貸付金	0	0	0	0	0	0
その他の流動資産	13,205,708	13,205,708	13,205,708	13,205,708	13,205,708	13,205,708
流動資産計	186,524,860	269,821,624	382,501,067	510,761,384	653,675,443	824,327,029
固定資産						
有形固定資産	22,607,787	17,635,216	19,165,388	21,148,577	24,530,085	29,249,744
投資有価証券	34,279,252	34,279,252	104,279,252	184,279,252	284,279,252	404,279,252
長期貸付金	0	0	0	0	0	0
その他の固定資産	410,400	410,400	410,400	410,400	410,400	410,400
固定資産合計	57,297,439	52,324,868	123,855,040	205,838,229	309,219,737	433,939,396
繰延資産	0	0	0	0	0	0
資産合計	243,822,299	322,146,492	506,356,107	716,599,613	962,895,180	1,258,266,425

負債の部	直前期修正前	直前期修正後	1年目	2年目	3年目	4年目
流動負債						
買入債務（支払手形＋買掛金）	8,481,080	8,481,080	11,025,404	14,333,025	18,632,933	24,222,813
短期借入金	0	0	0	0	0	0
その他の流動負債	44,670,824	44,670,824	44,670,824	44,670,824	44,670,824	44,670,824
流動負債計	53,151,904	53,151,904	55,696,228	59,003,849	63,303,757	68,893,637
固定負債						
長期借入金・社債	56,610,000	56,610,000	156,610,000	256,610,000	356,610,000	456,610,000
その他の固定負債	0	0	0	0	0	0
固定負債計	56,610,000	56,610,000	156,610,000	256,610,000	356,610,000	456,610,000
負債合計	109,761,904	109,761,904	212,306,228	315,613,849	419,913,757	525,503,637

純資産の部	直前期	1年目	2年目	3年目	4年目	5年目
資本金・資本剰余金	8,000,000	8,000,000	8,000,000	8,000,000	8,000,000	8,000,000
利益剰余金	126,060,395	204,384,588	286,049,879	392,985,764	534,981,423	724,762,788
自己株式	0	0	0	0	0	0
その他有価証券評価差額金	0	0	0	0	0	0
純資産合計	134,060,395	212,384,588	294,049,879	400,985,764	542,981,423	732,762,788
負債・純資産合計	243,822,299	322,146,492	506,356,107	716,599,613	962,895,180	1,258,266,425

図A-6 中期経営計画書（例）

Appendices

予想損益計算書

(単位：円)

	直前期修正前	直前期修正後	1年目	2年目	3年目	4年目
売上高（他の営業収益を含む）	661,511,270	661,511,270	859,964,651	1,117,954,046	1,453,340,260	1,889,342,338
売上高	657,894,526	657,894,526	855,262,884	1,111,841,749	1,445,394,274	1,879,012,556
その他営業収益	3,616,744	3,616,744	4,701,767	6,112,297	7,945,987	10,329,783
売上原価	127,409,890	127,409,890	165,632,857	215,322,714	279,919,528	363,895,387
売上総利益	534,101,380	534,101,380	694,331,794	902,631,332	1,173,420,732	1,525,446,951
販売費及び一般管理費	543,369,829	403,369,829	524,380,778	681,695,011	886,203,514	1,152,064,569
営業利益	△ 9,268,449	130,731,551	169,951,016	220,936,321	287,217,218	373,382,383
受取利息配当金	27,018	0	0	0	0	0
有価証券売却益	0	0	0	0	0	0
その他営業外収益	26,077,068	0	0	0	0	0
支払利息	191,229	191,229	2,349,000	3,849,000	5,349,000	6,849,000
有価証券売却損	0	0	0	0	0	0
その他営業外費用	0	0	40,000,000	50,000,000	60,000,000	70,000,000
経常利益	16,644,408	130,540,322	127,602,016	167,087,321	221,868,218	296,533,383
有形固定資産売却益	0	0	0	0	0	0
投資有価証券売却益	0	0	0	0	0	0
その他固定資産売却益	0	0	0	0	0	0
その他特別利益	0	0	0	0	0	0
有形固定資産売却損	0	0	0	0	0	0
投資有価証券売却損	0	0	0	0	0	0
その他固定資産売却損	0	0	0	0	0	0
その他特別損失	0	0	0	0	0	0
税引前当期純利益	16,644,408	130,540,322	127,602,016	167,087,321	221,868,218	296,533,383
法人税、住民税及び事業税	2,477,992	52,216,129	45,936,726	60,151,436	79,872,558	106,752,018
当期純利益	14,166,416	78,324,193	81,665,290	106,935,886	141,995,659	189,781,365

中期経営計画書（例）

155

予想キャッシュ・フロー計算書

(単位：円)

Ⅰ 営業ＣＦ

	直前期修正前	直前期修正後	1年目	2年目	3年目	4年目
当期純利益	14,166,416	78,324,193	81,665,290	106,935,886	141,995,659	189,781,365
減価償却費	24,972,571	4,972,571	5,469,828	6,016,811	6,618,492	7,280,341
売上債権減少（△増加）	△ 2,616,320	0	△ 1,839,398	△ 2,391,217	△ 3,108,582	△ 4,041,157
棚卸資産減少（△増加）	△ 9,486,691	0	△ 3,413,559	△ 4,437,626	△ 5,768,914	△ 7,499,588
その他流動資産減少（△増加）	△ 12,355,083	0	0	0	0	0
繰延資産減少（△増加）	0	0	0	0	0	0
仕入債務増加（△減少）	2,680,237	0	2,544,324	3,307,621	4,299,908	5,589,880
その他流動負債増加（△減少）	18,247,920	0	0	0	0	0
その他固定負債増加（△減少）	0	0	0	0	0	0
有価証券売却損益・評価損	0	0	0	0	0	0
固定資産売却損益・廃棄損	0	0	0	0	0	0
小 計	35,609,050	83,296,764	84,426,486	109,431,474	144,036,562	191,110,841

Ⅱ 投資ＣＦ

	直前期修正前	直前期修正後	1年目	2年目	3年目	4年目
有形固定資産の減少（△増加）	△ 33,341,007	0	△ 7,000,000	△ 8,000,000	△ 10,000,000	△ 12,000,000
有価証券等の減少（△増加）	△ 7,502,760	0	△ 70,000,000	△ 80,000,000	△ 100,000,000	△ 120,000,000
貸付金の減少（△増加）	0	0	0	0	0	0
その他固定資産の減少（△増加）	△ 410,400	0	0	0	0	0
小 計	△ 41,254,167	0	△ 77,000,000	△ 88,000,000	△ 110,000,000	△ 132,000,000

フリーＣＦ	△ 5,645,117	83,296,764	7,426,486	21,431,474	34,036,562	59,110,841

Ⅲ 財務ＣＦ

	直前期修正前	直前期修正後	1年目	2年目	3年目	4年目
短期借入金の増加（△減少）	0	0	0	0	0	0
長期借入金・社債の増加（△減少）	47,812,000	0	100,000,000	100,000,000	100,000,000	100,000,000
増資・減資	5,000,000	0	0	0	0	0
自己株式の売却（△購入）	0	0	0	0	0	0
支払配当金	0	0	0	0	0	0
小 計	52,812,000	0	100,000,000	100,000,000	100,000,000	100,000,000

Ⅳ	現預金残高の増加（△減少）	47,166,883	83,296,764	107,426,486	121,431,474	134,036,562	159,110,841
Ⅴ	期首現預金残高	46,724,455	155,809,297	239,106,061	346,532,547	467,964,021	602,000,584
Ⅵ	期末現預金残高	155,809,297	239,106,061	346,532,547	467,964,021	602,000,584	761,111,424

（注）キャッシュ・フロー計算書については、経営計画の作成を容易にするために、税引前当期純利益より法人税支払額を差し引く本来の表示方法を省略し、税引後当期純利益を冒頭に記載した方式により表示しています。

中期経営計画書（例）

計画に関する説明

売上の計画

獣医療及びペット関連市場の成長率は中期的に微増（前年比101%〜105%）を予想しているが、既存の売上は保守的に横ばいにて計画。
売上増加に関しては同業との資本・業務提携を基軸にし、既設病院へのトリミングサロン・ペットホテルの併設等を計画しており、前年対比130%増を計画。

経費の計画

売上増加に伴い、仕入れコストの削減、間接部門の共通化等によるコスト削減は一定程度達成見込は高いが、コスト減少分と同程度を経営管理部門の充実・強化に支出を予定しているため、前年同率程度のコストを見込む。

投資の計画

主に買収資金(株式取得費用・手数料）として各期7,000万円〜1.2億円、総額4億円程度の予算を計上

その他

・直前期修正前
株式会社＊＊＊＊＊第＊＊期（＊月）と有限会社＊＊＊＊＊第＊＊期決算（＊月）を単純に合算して計上。
・直前期修正後
実態に合わせて直前期2社のPLを修正・合算し計上
調達金利は1.5%にて計上

中期経営計画書（例）

各種経営指標の推移予想

収益性指標

売上高利益率（%）	直前期修正前	直前期修正後	1年目	2年目	3年目	4年目
売上総利益率	81.18	81.18	81.18	81.18	81.18	81.18
売上高営業利益率	△ 1.41	19.87	19.87	19.87	19.87	19.87
売上高経常利益率	2.53	19.84	14.92	15.03	15.35	15.78
売上高純利益率	2.15	11.91	9.55	9.62	9.82	10.10

売上高費用率（%）	直前期修正前	直前期修正後	1年目	2年目	3年目	4年目
売上高原価率	19.37	19.37	19.37	19.37	19.37	19.37
売上高販管費率	82.59	61.31	61.31	61.31	61.31	61.31
売上高支払利息率	0.03	0.03	0.27	0.35	0.37	0.36

資本回転率（回）	直前期修正前	直前期修正後	1年目	2年目	3年目	4年目
売上債権回転率	107.30	107.30	107.30	107.30	107.30	107.30
棚卸資産回転率	57.82	57.82	57.82	57.82	57.82	57.82
固定資産回転率	11.48	12.57	6.91	5.40	4.67	4.33

資本利益率（%）	直前期修正前	直前期修正後	1年目	2年目	3年目	4年目
総資本経常利益率	6.83	40.52	25.20	23.32	23.04	23.57

成長性指標（%)

	直前期修正前	直前期修正後	1年目	2年目	3年目	4年目
売上高成長率	-	0.00	30.00	30.00	30.00	30.00
営業利益成長率	-	△ 1,510.50	30.00	30.00	30.00	30.00
経常利益成長率	-	684.29	△ 2.25	30.94	32.79	33.65
当期利益成長率	-	452.89	4.27	30.94	32.79	33.65
営業ＣＦ成長率	-	133.92	1.36	29.62	31.62	32.68
フリーＣＦ成長率	-	△ 1,575.55	△ 91.08	188.58	58.82	73.67

安全性指標

	直前期修正前	直前期修正後	1年目	2年目	3年目	4年目
自己資本比率（%）	54.98	65.93	58.07	55.96	56.39	58.24
流動比率（%）	350.93	507.64	686.76	865.64	1,032.60	1,196.52
当座比率（%）	304.68	461.39	636.49	810.67	972.25	1,130.18
固定長期適合率（%）	30.05	19.45	27.48	31.30	34.37	36.48
固定比率（%）	42.74	24.64	42.12	51.33	56.95	59.22
借入金月商倍率（倍）	1.03	1.03	2.20	2.77	2.96	2.92

ＣＦ指標（%)

	直前期修正前	直前期修正後	1年目	2年目	3年目	4年目
CFマージン	5.41	12.66	9.87	9.84	9.97	10.17
営業ＣＦ・当期純利益比率	39.78	94.03	96.73	97.72	98.58	99.30
営業ＣＦ・投資ＣＦ比率	115.85	0.00	91.20	80.42	76.37	69.07
営業ＣＦ・設備投資比率	93.63	0.00	8.29	7.31	6.94	6.28

（注）資本回転率と資本利益率における、分母となる資本（資産）は、簡便的に期末残高を用いています。

また、営業ＣＦ・設備投資比率の計算においては、便宜的に投資有価証券と長期貸付金を除く固定資産の購入を設備投資とみなして比率を算出しています。

中期経営計画書（例）

基本合意書

　売主_____（以下「甲」という。）と買主_____（以下「乙」という。）は、甲の経営している○○事業「_____」（所在地：_____）及びこれらに付随する有形・無形の一切の財産（以下「本件対象事業」という）の譲渡に関し、基本合意に達したので、以下の通り基本合意書（以下「本基本合意書」という。）を締結する。

第1条（事業譲渡）
1.　　甲は、その所有する「本件対象事業」を、乙に対して譲渡し、乙はこれを譲り受ける（以下「本件事業譲渡」という。）。ただし、「本件対象事業」に係る債務は簿外債務を含め一切引き継がないものとする。

2.　　本件株式の譲渡価格は_____円（消費税及び地方消費税を含む。）を目処とし、甲乙間で協議し、かかる譲渡価格の最終的な額は本件最終契約（第3条に定義される。）に定めるところによるものとする。

第2条（買収査定）
　乙は、本基本合意書締結後、乙及び乙の指定する弁護士、公認会計士、税理士などの専門家その他の代理人を通じ「本件対象事業」の財務、税務、法務その他合理的に必要と認められる事項について、乙が本件事業譲渡の実施のため必要と認められる方法及び内容に従い、買収査定（以下「本買収査定」という。）を行うことができるものとし、甲は、本買収査定に最大限の協力をするものとする。

第3条（最終契約の締結）
　甲及び乙は、20＊＊年＊＊月末日までに、甲及び乙との間で本件事業譲渡の最終的な諸条件を定める法的拘束力のある契約（以下「本件最終契約」という。）を締結する為、誠実に協議するものとする。

第4条（費用負担）
　本件事業譲渡に要する費用（弁護士、公認会計士、税理士その他専門家に対する報酬を含む。）は、甲及び乙がそれぞれ負担するものとする。

第5条（公表）
　甲及び乙は、内容、時期及び方法について別途協議し、事前に合意した場合を除き、本件事業譲渡に関して（本基本合意書の内容および本件事業譲渡の交渉過程において相手方から提供されるあらゆる情報を含む）、プレス・リリースその他の公表を行ってはならないものとする。但し、いずれの当事者も、法令もしくは証券取引所の規則により開示を義務付けられている場合、内容、時期及び方法について事前に相手方と協議の上、本件事業譲

図A-7　基本合意書（事業譲渡）（例）

渡に関して、プレス・リリースその他の公表を行うことができるものとする。

第 6 条（優先交渉権）
甲は、本基本合意書締結日から、20＊＊年＊＊月末日までの間、本基本合意書の目的と抵触する取引および交渉等を、乙以外の第三者と行なってはならない。

第 7 条（有効期限）
　本基本合意書の有効期限は、本基本合意書締結日から、本件最終契約が締結された日または 20＊＊年＊＊月末日のいずれか早い日までとする。但し、甲及び乙が書面により合意した場合、これを延長することができる。

第 8 条（本基本合意書の効力）
　本基本合意書は、第 2 条から第 9 条の規定を除き、法的拘束力を有しないものとし、いずれの当事者に対しても、本件最終契約を締結する法的な義務又は本件事業譲渡を実行する法的な義務を負わせるものではない。

第 9 条（準拠法・裁判管轄）
　本基本合意書は日本法に準拠し、同法に従って解釈されるものとする。本基本合意書に関連する一切の紛争は、□□地方裁判所をもって第一審の専属的合意管轄裁判所とする。

　以下の合意を証するため、本基本合意書 2 通を作成し、甲及び乙が、それぞれ 1 通ずつ保持するものとする。

　　　　　　年　　　月　　　日

甲：　　東京都＊＊＊＊＊＊＊＊＊＊＊
　　　　株式会社＊＊＊＊
　　　　代表取締役　＊＊　＊＊

乙：　　東京都＊＊＊＊＊＊＊＊＊＊＊
　　　　株式会社＊＊＊＊
　　　　代表取締役　＊＊　＊＊

基本合意書（事業譲渡）（例）

Appendices

基本合意書

　売主＊＊＊＊（以下、「甲」という。）、買主**株式会社＊＊＊＊＊＊＊＊＊**（以下、「乙」という。）及び対象会社**株式会社＊＊＊＊＊＊**（以下、「丙」という。）は、第1条記載の目的を達するため、本日、以下のとおり合意（以下、「本合意」という。）する。

（目的）

第 1 条　　本合意は、当事者の最終契約の締結に向けた現時点の意向を確認するとともに、当該契約の締結を目指して行われる本件協議及び買収査定等を円滑に実施することを目的とする。なお、本条における用語の定義は、次条の定めに従うものとする。

（定義）

第 2 条　　本合意において、次の各号に掲げる用語の意義は、当該各号に定めるところによる。

一	当事者	甲、乙及び丙の三者
二	相手方当事者	甲にとっては乙、乙にとっては甲又は丙の双方若しくは一方、丙にとっては乙
三	本件株式	甲が保有する丙の全発行済普通株式60株の全部
四	本件株式譲渡	甲から乙に対する本件株式の譲渡
五	最終契約	本件株式譲渡に係る当事者間の最終的な契約（付随的合意がある場合は、これらも含む。）
六	本件協議	最終契約の締結に向けた当事者間の協議、交渉等
七	買収査定	乙が最終契約の締結の可否又はその条件等について判断するために必要な事項について行う、丙に関する調査等
八	法令等	法律、政令、省令、通達、規則、命令、条例、行政機関若しくは公的な業界団体等が示すガイドラインその他の規制（証券取引所規則を含む。）

（意向確認）

第 3 条　　当事者は、本合意時点において、当事者がそれぞれ次の各号に掲げる意向を有していることを確認する。ただし、当事者は、本合意に基づく買収査定の結果又は本件協議の経過若しくはその他状況の変化等により、各目安額の増減若しくは諸条件等の加除その他当該意向が変容し又は喪失する可能性があることを、予め確認する。

　　　　　一　最終契約において、甲が乙に対し、代金＊＊＊＊万円を目安として本件株式を譲渡し、乙がこれを譲り受けることを合意する用意がある旨の意向

　　　　　二　最終契約において、丙が甲に対し、＊年間を目安として、月額＊＊＊万円を目安に支払うことを合意する用意がある旨の意向

図A-8　基本合意書（株式譲渡）（例）

161

（表明保証）
第 4 条　甲及び丙は乙に対し、次の各号に掲げる事項を表明し保証する。

一　甲は、本件株式を適法かつ何らの制約（第三者からの権利行使又しくは事実上のクレーム又は本件株式に係る権利に関連する第三者との契約その他現在若しくは将来における本件株式に係る円満かつ完全な権利行使を阻害する可能性がある状態をいう。以下同様。）無く実質的に所有する丙の株主名簿に記載又は記録された株主であり、かつ、甲及び丙の知り得る限り、本件株式譲渡が実行された場合は乙が何らの制約無く本件株式を取得できること

二　丙の株式（種類の如何を問わない。）につき、いかなる第三者も、新株予約権その他方法の如何を問わず、これを取得する権利を有していないこと

三　丙が乙に対して既に開示し又は本合意後に開示する一切の財務諸表等の内容が真実かつ適正であり、貸借対照表に計上されていない簿外債務が本合意以前及び本合意の有効期間中において一切存在せず、丙が乙に対して開示し又は本合意後に開示する最新の財務諸表等に記載された諸情報の各基準時以降、当該各情報に関し、丙の経営に重大な悪影響を及ぼす恐れのある事由が一切生じていないこと

四　丙において、従業員に係る賃金、手当、賞与、社会保険料その他労働契約に基づき又はこれに関連して生じる債務の未払い、及び役員に係る報酬、退職慰労金その他委任契約に基づき又はこれに関連して生じる債務の未払いが一切存在しないこと

五　丙が所有又は管理する土地、建物若しくはその他設備が、人の生命身体に悪影響を及ぼす有害物質により汚染されていないこと

六　丙が第三者の特許権、実用新案権、商標権、意匠権、著作権その他の権利を侵害していないこと、及び第三者から何らかの権利侵害又は義務不履行等を理由とする法的請求を受けていないこと

（本件協議）
第 5 条　当事者は、本合意の有効期間中、法令等を遵守し、最終契約の締結を目指して誠実に協議する義務を負う。ただし、これにより最終契約を締結すべき義務まで負うものではない。

（優先交渉権）
第 6 条　甲は、本合意の有効期間中、乙以外の第三者との間で、自ら又は第三者を通じて、次の各号に掲げる行為を行ってはならない。

一　本件株式の全部又は一部に係る譲渡若しくは担保権設定等

二　前号の事項に関する交渉、協議等

三　その他本件協議又は買収査定若しくは最終契約の締結を不当に阻害する可能性がある一切の行為

（買収査定）
第 7 条　乙は、本合意成立の日から起算して 30 日以内に、自ら又はその選任する弁護士、公認会計士、税理士等の専門家若しくはアドバイザー等をして、必要と認める方法により、丙の事業、財務、会計、税務、法務その他合理的に必要と認める一切の事項について買収査定を実施することができるものとし、甲及び丙は、当該買収査定に最大限協力しなければならない。

（甲及び丙の義務）

基本合意書（株式譲渡）（例）

第 8 条　丙は、本合意の有効期間中、次の各号に掲げる各行為又はこれらに類する行為を行ってはならない。ただし、乙の書面による事前承諾を得た場合は、この限りでない。

　　　一　定款の変更、取締役会規程、役員退職金規程、就業規則、賃金規程、その他社内規程の制定、変更又は廃止等

　　　二　株式、新株予約権又は新株予約権付社債及びその他丙の株式を取得できる権利の発行又は付与等

　　　三　通常業務の範囲を超える、資産の取得、売却、賃貸、担保設定若しくはその他の処分、金銭の借入れ、第三者との間の契約の締結、変更、解除又はその他終了その他社会通念上通常業務の範囲を超えると認められる一切の業務

　　　四　資本的支出の決定等

　　　五　役職員の賃金若しくは報酬の増額、又はその他福利厚生制度の開始、条件の修正若しくは変更等

　　　六　解散、清算、又は破産手続開始、会社更生手続開始、民事再生手続開始若しくはその他の法的倒産手続開始の申立て等

　　　七　裁判所その他の紛争処理機関における手続の開始に関する行為（訴訟の提起、保全処分の申立て、強制執行の申立て、調停の申立て、仲裁の申立て及び各種裁判外紛争処理手続の申立て等を含むが、これに限られない。）、係属中の当該手続における重要な主張、立証、疎明等の実行又はこれらに係る重要な方針の決定等

　　　八　本合意において甲若しくは丙が表明保証した事項に反する行為又は当該各表明保証事項が将来的に事実に反することとなる結果を招来する可能性がある行為

　　　九　本合意において甲若しくは丙が負う義務に反する行為又は当該各義務の履行を困難とする結果を招来する可能性がある行為

　　2　丙は乙に対し、前項各号に掲げる事項のうち至急行うべき必要がある事項が生じた場合は、直ちに乙にその旨を書面により通知し、前項ただし書の承諾を求めるべき義務を負う。

　　3　丙は、本合意の有効期間中、第三者による丙の権利侵害若しくはその可能性が生じたこと、丙による第三者の権利侵害若しくはその可能性が生じたこと、丙を当事者とする裁判所その他の紛争処理機関における事件係属その他法律上若しくは事実上の紛争が生起したこと、丙による法令等違反の事実の発覚若しくは当該事実が生起したこと、丙の事業に関する行政機関若しくは司法機関からの処分又は命令等がなされたこと、丙の事業に関する重要な法令等の制定若しくは改正がなされたこと、丙の事業、資産、負債、財務状態、経営成績、キャッシュフロー若しくはその他丙の将来の収益に重大な悪影響を及ぼすおそれのある事由が生起し又はその可能性が生じたこと、のいずれかを認識した場合には、直ちに、乙に対してその旨を書面で報告しなければならない。

　　4　甲は乙に対し、本合意の有効期間中、丙取締役として、善良なる管理者の注意をもって本合意成立時以前と実質的に同一かつ通常の業務の方法により丙の業務を執行する義務を負うとともに、本合意に基づき丙が乙に表明保証した一切の事項の真実性及び正確性を維持し、かつ、丙が本合意に基づき乙に対して負う一切の義務を確実に履行するよう、必要な業務を優先して執行すべき義務を負う。ただし、甲は、当該義務と丙取締役として丙に対して負うべき義務との関係に疑義を生じたときは、速やかに乙に報告して協議し、その指示を受けなければならない。

基本合意書（株式譲渡）（例）

（秘密保持義務）

第９条　当事者は、本合意の有効期間中、本合意に至る交渉の過程に係る諸事実、本合意の成立自体の事実並びにそれらの内容及びその他本合意の履行等（買収査定を含む。）に関連して相手方当事者から受領した一切の情報につき、相手方の書面による事前承諾なくしてこれを第三者に開示、漏洩若しくは公表し又は本合意の目的以外に使用してはならない。ただし、次の各号に掲げる場合のいずれかに該当するときは、この限りでない。

一　当該情報が、当該情報を受領した当事者（以下、「受領当事者」という。）において、これを開示した当事者（以下、「開示当事者」という。）から受領する前の時点において自ら適法に取得し保有していたものである場合

二　当該情報が、受領当事者が開示当事者から受領した時点で既に公知となっていたものである場合

三　当該情報が、受領当事者が開示当事者から受領した後、自らの責めによらずに公知となったものである場合

四　当該情報が、受領当事者において正当な権限を有する第三者から秘密保持義務を負うことなく適法に取得し保有していたものである場合

五　受領当事者が、本合意の締結、履行、法令等若しくは本合意に基づく自己の権利の行使又は事業活動のために、必要最小限の範囲かつ正当な目的をもって、自己の弁護士、公認会計士若しくは税理士又はその他本合意における各当事者と同等以上の秘密保持義務を負う専門家、潜在的投資家、潜在的融資提供者、親会社、子会社若しくは関連会社に対して当該情報を開示する場合

六　受領当事者が法令等に基づき司法機関、行政機関、証券取引所その他公的機関等から開示の命令又は要請を受けた場合において、当該命令又は要請に応じるために必要最小限の範囲に限り当該情報を開示する場合

２　前項の規定は、甲内間においては適用されないものとする。

（公表等）

第１０条　当事者は、本件株式譲渡に関して報道機関への発表その他不特定又は多数の第三者に対する公表を行う場合には、その内容、時期及び方法等について相互に事前協議し、三者の合意の上でこれを行わなければならないものとする。ただし、当事者のいずれかが、法令等に基づき、司法機関、行政機関、証券取引所その他公的機関等から公表の命令又は要請を受けた場合は、相手方当事者に対し書面にて事前通知することにより、必要な範囲で公表することができる。

（権利義務の譲渡等の禁止）

第１１条　当事者は、本合意上の地位又は本合意に基づく権利若しくは義務を、譲渡若しくは担保権の設定その他の方法により、処分又は承継させてはならない。ただし、相手方当事者の書面による事前の承諾を得た場合は、この限りでない。

（本合意の解除）

第１２条　当事者は、本合意の有効期間中、相手方当事者に次の各号のいずれかに掲げる事由が生じた場合は、何らの催告なくして直ちに、相手方当事者に対する書面による通知をもって、本合意を解除することができる。

基本合意書（株式譲渡）（例）

一 　自己が振出した手形若しくは小切手が不渡りとなった場合又は銀行取引停止処分を受けた場合

二 　支払不能若しくは支払停止の状態に陥った場合

三 　破産手続開始、民事再生手続開始、会社更生手続開始、特別清算開始、特定調停その他これらに関する法的倒産手続に係る申立をし又はされた場合

四 　裁判所の命令に基づく保全処分若しくは強制執行を受けた場合又は租税滞納処分等の処分を受けた場合若しくは監督官庁その他関係官公庁より営業ないし許認可等につき取消、停止等の処分を受けた場合

五 　刑事事件において強制捜査を受けた場合

六 　自己又はその役員、従業員、親族若しくはその関係者等が相手方の名誉又は信用を毀損した場合

七 　自己又はその従業員等（役員を含む。）が公序良俗に反する団体若しくはその関係先及び集団的若しくは常習的に暴力的行為を行い又は行うことを助長するおそれのある団体に属している者及びこれらの者と取引のある者、組織的な犯罪の処罰及び犯罪収益の規制等に関する法律に定める犯罪収益等隠匿及び犯罪収益等の収受を行い若しくは行っている者及びこれらの者と取引のある者、又は暴力団員による不当な行為の防止等に関する法律にいう暴力団、指定暴力団、指定暴力団連合、暴力団員若しくはこれらと密接な関係を有する者であることが判明した場合

八 　所在不明又は音信不通となった場合

九 　本合意に基づく義務の不履行が存在し、その解消を求められたにも関わらず速やかに当該不履行を解消しない場合

2 　前項に基づく本合意の解除は、解除権を行使した当事者から相手方当事者に対する損害賠償請求権の行使を妨げるものではない。

（費用負担）

第13条 　当事者は、本合意において別途明示的に定める場合を除き、本合意の締結及び履行に関連して発生する費用（弁護士、公認会計士、税理士等の専門家又はアドバイザー等の報酬を含む。）は各自において負担することを、それぞれ相互に確認する。

（本合意の有効期間）

第14条 　本合意の有効期間は、本合意書に記載された本合意成立日から、最終契約の締結日又は平成＊＊年＊月＊＊日のいずれか早い日とする。ただし、当事者が別途書面により合意したときは、本合意の有効期間は、当該合意において定めるときまでに短縮又は延長されるものとする。

（準拠法）

第15条 　本合意は、日本法に準拠し、同法に従って解釈されるものとする。

（専属的合意管轄）

第16条 　当事者は、本合意に関する一切の紛争については、＊＊地方裁判所を第一審の専属的管轄裁判所とすることに合意する。

（誠実協議）

第17条 　当事者は、本合意に定めのない事項又は本合意の条項に関して疑義が生じた場合には、第1条記載の目的に則り、信義に基づき誠実に協議して解決するものとする。

基本合意書（株式譲渡）（例）

本合意の成立を証するため、本書3通を作成し、当事者それぞれ署名又は記名・押印の上、各1通を保有する。

（本合意成立日）平成＊＊年＊月＊＊日

（売主）　甲　　住　所　＊＊＊＊＊＊＊＊＊＊＊＊＊＊＊＊＊＊＊

　　　　　　　　氏　名　＊＊　＊＊　　　　　　　　　　　㊞

（買主）　乙　　所在地　＊＊＊＊＊＊＊＊＊＊＊＊＊＊＊＊＊

　　　　　　　　商　号　株式会社　＊＊＊＊＊＊＊＊

　　　　　　　　代表者　代表取締役　＊＊　＊＊　　　　　㊞

（対象会社）丙　所在地　＊＊＊＊＊＊＊＊＊＊＊＊＊＊＊＊

　　　　　　　　商　号　株式会社　＊＊＊＊＊＊

　　　　　　　　代表者　代表取締役　＊＊　＊＊　　　　　㊞

基本合意書（株式譲渡）（例）

166

事 業 譲 渡 契 約 書

売主：＿＿＿＿＿＿＿＿（以下、「甲」という）と　買主：＿＿＿＿＿＿＿（以下、「乙」という）とは、甲が行う＊＊＊事業部門を乙に譲渡することについて合意したので、以下のとおり事業譲渡契約（以下、「本契約」という）を締結する。

第１条（目的）
　本契約は、甲が所有する本事業を乙に有償で譲り渡すことを目的とする契約である。

第２条（定義）
　本契約において、以下に記載された用語は、本契約において特に定めるものを除き、それぞれ以下に定める意味を有する。
（１）「関連法令」とは、文脈に応じ問題となる事項について適用されるすべての法律及び政省令その他の法令（地方公共団体の条例を含む）並びに法令の解釈・運用に関する通達を意味する。
（２）「許認可等」とは、関連法令により要求される国、地方公共団体その他公的機関による許可、認可、承認、同意、登録その他これらに類する行為を意味する。
（３）「クロージング」とは、第３条で定める取引の実行及びその完了を意味する。
（４）「クロージング日」とは、平成　年　月　日または当事者が合意する別の日を意味し、甲が乙に対して譲渡資産の譲渡手続きが完了した日とする。
（５）「契約」とは、法的拘束力を有するすべての合意を意味し、口頭であると書面であるとを問わない。
（６）「公租公課」とは、法人税、所得税、消費税、固定資産税、登録免許税、印紙税、住民税、事業税その他一切の国税及び地方税並びに社会保険料その他関連法令に基づき、国、地方公共団体その他の公的機関に支払うべき金額をいう。
（７）「譲渡資産」とは、甲が乙に譲渡する資産で、本契約第4条にて特定される資産をいう。
（８）「譲渡価格」とは、第7条に規定される金額をいう。
（９）「判決等」とは、国、地方公共団体その他公的機関（税務当局及び公正取引委員会を含む）が行った命令、決定その他措置及び処分並びに裁判所、仲裁機関その他の紛争解決機関が行った判決、命令、決定、和解その他の判断及び処分を意味する。
（１０）「本事業」とは、第３条に定める意味を有する。
（１１）「本事業譲渡」とは、本契約に基づく甲から乙への本事業の譲渡を意味する。

図A-9　事業譲渡契約書（例）

第3条（事業内容の特定）

　甲は、自己の事業のうち下記に示した業務をクロージング日において、これを乙に譲渡し、乙はこれに対価を支払うものとする。

記

具体的な事業内容：＊＊＊＊＊＊＊＊＊＊＊＊＊＊＊＊

第4条（譲渡資産）

　甲は前条及び第5条に基づき、本契約締結日現在における、本事業に関する以下の譲渡資産を乙に譲渡する。

（1）別紙1「譲渡資産明細表」に記載の物件

（2）前号にかかる事業上の権利義務の一切

第5条（譲渡期日・クロージング日）

　譲渡資産の譲渡は、クロージング日にこれを行う。

2　前項の期日は甲乙双方の書面による合意により、これを変更することができる。

第6条（引継作業）

　甲は、乙への本事業の譲渡に必要な引継作業を、本契約締結日以降クロージング日までに完了させる。

2　甲は、乙への上記の引継作業のため、本契約締結日までに譲渡に必要な手続き・日程等を盛り込んだ引継表（以下、「引継表」という）を策定し、乙に引き渡す。

3　甲及び乙は、引継表に基づき甲乙協議の上、引継作業を本契約締結日以降順次進めるものとする。

第7条（譲渡価格）

　本契約に基づく譲渡価格は、金＿＿＿＿＿＿円（消費税及び地方消費税を含む）とする。

第8条（支払方法）

　乙は、本契約締結後、甲乙間で定めた平成＿＿年＿＿月＿＿日までに金＿＿＿＿円を手付金として支払い、クロージング日において、第9条第1項、第10条、第12条第1項に定める各事項が成就していることを条件とし、残額金＿＿＿＿円を甲の指定する銀行口座に送金して支払う。振込手数料は乙の負担とする。

事業譲渡契約書（例）

第9条（甲の善管注意義務・乙の協力義務等）

甲は、本契約締結日以後クロージング日までの間、以下の各事項を遵守するものとする。

（１）　善良な管理者としての注意義務をもって譲渡資産を管理すること。

（２）　譲渡資産中名義変更が必要なものの名義の変更手続きを、乙の費用負担の下に行うこと。

（３）　譲渡資産中本事業に関する契約上の甲の地位について、甲と当該契約を締結している第三者から乙への移行についての承諾書面を取得するか、当該契約と同一条件で、乙が当該第三者と契約を締結できるように手配すること。

２　乙は、本契約締結日以後クロージング日までの間、以下の各事項について必要な協力を行うものとする。

（１）　乙は、甲が前項（２）乃至（３）に定める義務を履行するにあたり、協力するものとする。

（２）　乙は譲渡資産をクロージング日に稼働可能にするために、引継表に従い甲から指示された準備作業を行う。

第１０条（甲の表明及び保証）

譲渡人である甲は、以下の記載の各事項が、本契約締結日及びクロージング日において真実かつ正確であることを表明し、保証する。

（１）組織及び構成

甲は、日本法に準拠して適法かつ有効に設立され、適法かつ有効に存続している法人であり、現在行っている事業を行うために必要な権限及び権能を有する。

（２）法令等との抵触等の不存在

本事業譲渡の実行は、関連法令及び甲の定款その他社内規則、許認可等、甲が当事者となっている契約の何れにも違反するものではない。甲はクロージングについて、乙が許認可等を得ることを要求されていないことを保証する。

（３）本事業譲渡

譲渡資産については、質権その他担保権、その他一切の負担、制約が課せられておらず、また設定されておらず、甲がこれを適法かつ有効に所有、賃借その他の方法で使用する権利及び権限を有している。

本契約において、乙は譲渡資産について完全な権利を甲から取得するものであり、譲渡資産の全部または一部の権利が乙以外の第三者に帰属する契約等は存在しないことを保証する。

（４）本事業譲渡の承認

甲の取締役会において、本事業譲渡について承認する議案が、承認されており、かつ、かかる承認手続きで足りる。

事業譲渡契約書（例）

（５）計算書類

①甲が本契約締結までに提供した財務に関する資料は、一般に公正妥当と認められる企業会計の基準に基づいて作成されたものであり、かかる基準に基づき、基準日または対象期間における本事業譲渡の対象部門（以下、「対象事業部門」という）の財務状況及びその変化を公正に表示している。

②甲の直近決算期日以後クロージング日までの間、対象事業部門の資産及び負債の状況、財政状態並びに経営成績に重大な影響を及ぼし、または重大な変動またはその原因となるような事実は何ら生じていない。

③甲の対象事業部門には、直近決算期日以後クロージング日までの間における通常の営業の範囲内において生じた債務以外には、いかなる債務若しくは偶発債務も存在しない。

（６）資産の所有及び使用権限等

甲は、譲渡資産のすべてについて、適切に保守と整備がなされており、良好な稼動状態にある。甲が遂行している事業は第三者の重要な権利及び権限を侵害するものではない。

（７）契約関連事項

甲は、甲が当事者である契約を完全に遵守し、かかる契約に基づく義務をその条件に従い履行している。かかる契約下での解除事由、期限の利益喪失事由その他甲に重大な不利益を生じさせる原因となる事由は存在せず、また、そのおそれもない。事業領域の制限その他対象事業部門の事業活動を制約する契約は存在せず、また、契約上のまたは関連法令に基づく対象事業部門の競業避止義務は存在しない。

（８）契約の継続性

甲は、本事業にかかわる取引先との間で適法かつ有効に継続取引に関する契約を締結しており、契約継続に重大な影響を与える事由はなく、またそのおそれもない。本契約に基づく本事業譲渡は、事業継続において重要な取引先との契約の継続を妨げるものではない。

（９）潜在債務等の不存在

本事業譲渡において乙が承継する甲の債務は一切存在しない。本事業譲渡において、第三者の債務を負担し若しくは保証し、または第三者の損失を補填若しくは担保する契約は存在せず、またそれらの契約を引き継ぐこともない。

（１０）公租公課

甲は、所管の税務当局に対して適時必要なすべての税務申告書を提出しており、各々が支払うべき公租公課は適宜支払われている。甲が支払うべき公租公課について、更正決定、賦課決定その他甲が支払うべき金額を増加させる税務当局その他所管当局の処分の原因となる事由は存在しない。

（１１）法令の遵守

甲は関連法令等を遵守しており、特定商取引法、個人情報保護法など関係法令に基づく関係官署、公的機関、その他公的機関に類する自主規制団体などからの指導・処分を受ける事由は存在しない。

事業譲渡契約書（例）

（１２）許認可

甲は、本契約締結時点において、実施している本事業の運営に必要なすべての許認可を有効に取得、保有しており、これらの許認可の無効、取消事由は存在しない。

（１３）知的財産権の侵害

甲は、本事業を遂行するにあたり、第三者の特許権、意匠権、商標権、著作権その他知的財産権を侵害しておらず、また、侵害をしている旨の警告書その他通知等を第三者から受領していない。

（１４）紛争等

甲は、民事、刑事または行政上の裁判手続、訴訟その他の争訟には継続しておらず、また、本事業、譲渡資産または財務状況に重大な影響を及ぼす可能性のある紛争は存在せず、またそのおそれもない。甲は、反社会的勢力との接点、問題は存在せず、またそのおそれもない。

（１５）情報開示の正確性

甲が乙に対して開示した情報は、いずれも真実かつ正確である。

第１１条（乙の表明及び保証）

　譲受人である乙は、以下の各事項が、本契約締結日及びクロージング日において真実かつ正確であることを表明し、保証する。

（１）乙は、日本法に準拠して適法かつ有効に設立され、適法かつ有効に存続している法人であり、現在行っている事業を行うために必要な権限及び権能を有する。

（２）乙は本契約を締結し、本契約に規定された義務を履行する能力及び権能を有する。乙による本契約の締結、本契約に規定された義務の履行については、乙内部において正式な手続による承認がなされている。

（３）乙による本契約の締結又はその履行は、法令もしくは定款その他の社内規則又は乙を当事者とする第三者との契約に違反するものではない。

第１２条（クロージングの前提条件）

　クロージング日において、乙が譲渡価格を支払う義務は、以下の各事項を前提条件とし、以下の各事項のうち一つでも成就していない場合は、甲及び乙が別途合意しない限り、同義務の履行義務を負わないものとする。ただし、乙の責によりクロージング日が遅くなった場合は、平成＿＿年＿＿月＿＿日までに残額金＿＿＿＿＿＿円を支払うものとする。

（１）第１０条に定める甲による表明保証のすべてについて違反していないこと。

（２）甲が、第９条第１項に定める義務を全て履行していること。

２　クロージング日において、甲の第６条規定の譲渡資産を引き渡す義務は、以下の各事項を前提条件とし、以下の各事項のうち一つでも成就していない場合は、甲及び乙が別途合意しない限り、同義務の履行義務を負わないものとする。

事業譲渡契約書（例）

（1）第11条に定める乙による表明保証のすべてについて違反していないこと。

（2）乙が、第9条第2項に定める協力義務を履行すること。

第13条（補償）

　甲及び乙は本契約に定める表明及び保証の違反に該当する事実が生じ、またはかかる事実が生じるおそれがある場合は、直ちに相手方に対して書面により通知を行うものとする。ただし、かかる通知により表明及び保証の違反に基づく本契約の責任を免れるものではない。

2　甲及び乙は本契約に基づく自己の表明保証または本契約上の自己の義務の違反により、相手方に生じた損害、損失および費用（合理的な範囲内の弁護士費用を含む）を相手方に対してその請求により補償するものとする。

第14条（従業員の承継と引継ぎ義務）

　乙は、本事業に従事している甲の従業員を、一切引き継がないものとする。

2　甲は乙の要請に応じ、乙の本事業引継ぎ・運営に必要な限度において、本事業に従事する甲の従業員による業務指導（業務引き継ぎマニュアルの作成及び実地指導を含み、これらに限定されない。）を行う。

第15条（競業避止義務）

　甲は、本契約締結日において甲が既に行っている事業及びそれに付随する事業（以下「甲事業」という）を除き、日本国内外を問わず、クロージングしてから5年間は、本事業と実質的に競業関係に立つ業務を直接、間接を問わず事業として一切行わないこととする。また、乙は、別紙1で定める譲渡資産のうち顧客情報が甲事業の顧客情報と重複する場合があることを確認し、甲が当該顧客情報を甲事業のために使用することを承諾するものとする。

第16条（乙の解除権及び損害賠償請求権）

　甲に次の各号の一つに該当する事由があるときは、乙は何らの催告なしに本契約を解除することができる。

（1）本契約締結以降クロージング日までの間に、本事業の財務・事業内容が著しく悪化していることや事業及びその継続に重大な瑕疵が判明したとき、または譲渡財産に予測しがたい重大な変更が生じたとき。

（2）甲が本契約に違反しまたは本契約において保証した事項に反する重大な事実が発見され本契約の目的が達せられないとき。

（3）甲の責任において充足すべき義務が果たされず、また相当の期間をおいても是正または当該義務の履行される見込みが立たないことにより、クロージング日から乙が実施す

事業譲渡契約書（例）

る本事業についての乙の目的が達せられないとき。

2　前項により本契約が解除されたときは、甲は乙に生じた損害を賠償しなければならない。

第17条（甲の解除権及び損害賠償請求権）

　乙に次の各号に該当する事由があるときは、甲は何らの催告なしに本契約を解除することができる。

（1）甲の相当の期間をおいた催告後も、乙が本契約に定められた譲渡価格の支払いをしないとき。

（2）クロージング日まで、乙が手形または小切手の不渡り処分を受ける等、その信用状態が著しく悪化し、またはそのおそれがあると認められる相当の事由があるとき。

（3）乙の責任において充足すべき義務が果たされず、また相当の期間をおいても是正または当該義務の履行される見込みが立たないことにより、本契約の目的が達せられないとき。

2　前項により本契約が解除されたときは、乙は甲に生じた損害を賠償しなければならない。

第18条（秘密保持と公表）

　本契約の締結の事実を公表するにあたっては、事前にその時期及び内容について甲乙間で協議しなくてはならず、相手方の了解なく公表してはならない。

2　甲及び乙は、本契約の締結及び履行にあたり知り得た相手方の情報（一般的に入手しうる情報及び公知の事実を除く）を秘密として保持し、前項に基づき公表された情報を除き、相手方の同意のない限りこれを第三者に開示してはならない。ただし、法令等の規定に基づき開示が求められる場合はこの限りではない。

3　前項に基づく当事者の義務は、本契約が契約解除その他の事由により終了する場合であっても、終了後3年間は引き続き効力を有するものとする。

4　甲及び乙は、本条の秘密保持義務を遵守するため、相手方の情報については責任をもって管理するものとする。

第19条（協議事項）

　本契約に定めなき事項または解釈上疑義が生じたときは、信義誠実の原則に則り、また、本契約の趣旨に基づき、甲乙が誠意をもって協議し解決するものとする。

第20条（合意管轄）

　本契約上の紛争については、＊＊＊地方裁判所を第1審の専属管轄裁判所とする。

事業譲渡契約書（例）

本契約の成立を証するため、本書２通を作成し、甲乙それぞれ署名又は記名・押印の上、各１通を保有する。

平成＊＊年＊＊月＊＊日

甲

乙

事業譲渡契約書（例）

株 式 譲 渡 等 契 約 書

　売主******（以下、「甲」という。）、買主**株式会社**********（（以下、「乙」という。）及び対象会社**株式会社**********（（以下、「丙」という。）は、第1条記載の目的を達するため、本日、以下のとおり契約（以下、「本契約」という。）を締結する。なお、後記【特約事項】欄に特約の定めがある場合において、これが本契約各条項記載の約定と明確に抵触する場合は、当該抵触部分に限り、特約が優先するものとする。

第1章　　　総　　則

（目的）
第 1 条　　本契約は、甲が所有する丙の発行済普通株式の全てを甲より乙へ譲渡し、乙が丙の経営権を甲より引き継ぐことを目的とする。

（定義）
第 2 条　　本契約において、次の各号に掲げる用語の意義は、当該各号に定めるところによる。

一	当事者	甲、乙及び丙の三者
二	相手方当事者	甲にとっては乙、乙にとっては甲又は丙の双方若しくは一方、丙にとっては乙
三	本件株式	甲が保有する丙の全発行済普通株式＊＊株の全部
四	本件株式譲渡	本契約に基づく、甲から乙に対する本件株式の譲渡
五	本件譲渡代金	本件株式譲渡の対価として乙が甲に支払うべき金員
六	クロージング	本契約に基づく本件譲渡代金等の支払い及びこれに伴う本件株式の所有権移転等の実行
七	本件クロージング時	クロージングの日時
八	法令等	法律、政令、省令、通達、規則、命令、条例、行政機関若しくは公的な業界団体等が示すガイドラインその他の規制（証券取引所規則を含む。）

第2章　　　本件株式譲渡及び付随的合意等

（本件株式譲渡）
第 3 条　　甲は乙に対し、本件譲渡代金*****万円にて本件株式を譲渡し、乙はこれを譲り受ける。ただし、本件譲渡代金の支払時期、支払方法及び甲から乙に対する本件株式の所有権移転時期等については、本契約において別途定めるとおりとする。

（付随的合意：本件後の甲の処遇）
第 4 条　　丙と甲は、本件株式の所有権が甲から乙に瑕疵なく移転し、かつ甲が本契約に基づき丙

図A-10 株式譲渡契約書（例）

の取締役を円満に辞任することを停止条件として、次の各号に定める内容を基準とし、雇用契約を締結する。

一	雇用主	丙
二	被雇用者	甲
三	業務の内容	動物病院運営及び管理、診療、その他関連業務
四	業務遂行方法	適宜の方法による
五	業務遂行場所	丙所在地もしくは丙の指定する場所
六	業務遂行時間	丙の開院時間を基準とし、労働者の決定に委ねる
七	契約期間	平成＊＊年＊月＊日から平成＊＊年＊月＊＊日まで
八	報酬	月額＊＊＊＊＊＊＊円（上記契約期間中合計＊＊＊＊円）
九	社会保険等	厚生年金・健康保険・雇用保険・労災保険等適用
十	その他	関連諸法令等に準ずる

2　前項各号に掲げる契約条件は、本契約締結後本件クロージング時までの間に限り、別途、当事者全員の記名押印ある書面による合意によってのみ、変更することができる。

（従前の合意の無効等）

第5条　甲と丙は、甲丙間において本契約締結の時までになされていた、退職慰労金その他甲の丙取締役辞任時又は辞任後における丙の甲に対する金銭の支払いに関する一切の合意等（名目及び形式並びに支払原因を問わない。）に基づく権利義務は、株主総会決議の有無その他理由の如何を問わず、本契約締結と同時に喪失することを確認するとともに、甲及び丙は乙に対し、本契約締結後本件クロージング時までの間、甲の丙取締役辞任時以降の時期における甲丙間の権利義務に関連する一切の合意等をしないことを確約する。ただし、本契約に明示の規定がある場合又は甲若しくは丙が乙の書面による事前承諾を得た場合は、この限りでない。

（表明保証）

第6条　甲及び丙は乙に対し、本契約締結時及び本件クロージング時のいずれの時点においても、「**別紙1：甲丙の表明保証事項**」に記載される事項が全て真実かつ正確であることを表明し保証する。

2　乙は甲及び丙に対し、本契約締結時及び本件クロージング時のいずれの時点においても、「**別紙2：乙の表明保証事項**」に記載される事項が全て真実かつ正確であることを表明し保証する。

第3章　　クロージングまでの対応事項

（甲及び丙の義務）

第7条　丙は、本契約締結後本件クロージング時までの間、次の各号に掲げる各行為又はこれらに類する行為を行ってはならない。ただし、乙の書面による事前承諾を得た場合は、この限りでない。

一　定款の変更、取締役会規程、役員退職金規程、就業規則、賃金規程、その他社内規程の制定、変更又は廃止等

株式譲渡契約書（例）

二　　株式、新株予約権又は新株予約権付社債及びその他丙の株式を取得できる権利の発行又は付与等
　　　三　　通常業務の範囲を超える、資産の取得、売却、賃貸、担保設定若しくはその他の処分、金銭の借入れ、第三者との間の契約の締結、変更、解除又はその他終了その他社会通念上通常業務の範囲を超えると認められる一切の業務
　　　四　　資本的支出の決定等
　　　五　　役職員の賃金若しくは報酬の増額、又は福利厚生制度の開始、条件の修正若しくは変更等
　　　六　　解散、清算、又は破産手続開始、会社更生手続開始、民事再生手続開始若しくはその他の法的倒産手続開始の申立て等
　　　七　　裁判所その他の紛争処理機関における手続の開始に関する行為（訴訟の提起、保全処分の申立て、強制執行の申立て、調停の申立て、仲裁の申立て及び各種裁判外紛争処理手続の申立て等を含むが、これに限られない。）、係属中の当該手続における重要な主張、立証、疎明等の実行又はこれらに係る重要な方針の決定等
　　　八　　本契約において甲若しくは丙が表明保証した事項に反する行為又は当該各表明保証事項が将来的に事実に反することとなる結果を招来する可能性がある行為
　　　九　　本契約において甲若しくは丙が負う義務に反する行為又は当該各義務の履行を困難とする結果を招来する可能性がある行為
　２　　丙は乙に対し、前項各号に掲げる事項のうち至急行うべき必要がある事項が生じた場合は、直ちに乙にその旨を書面により通知し、前項ただし書の承諾を求めるべき義務を負う。
　３　　丙は乙に対し、クロージングの完了までに、会社法１３９条１項所定の機関の決議により、本件株式譲渡を適法に承認すべき義務を負う。
　４　　丙は、本契約締結後本件クロージング時までの間、第三者による丙の権利侵害若しくはその可能性が生じたこと、丙による第三者の権利侵害若しくはその可能性が生じたこと、丙を当事者とする裁判所その他の紛争処理機関における事件係属その他法律上若しくは事実上の紛争が生起したこと、丙による法令等違反の事実の発覚若しくは当該事実が生起したこと、丙の事業に関する行政機関若しくは司法機関からの処分又は命令等がなされたこと、丙の事業に関する重要な法令等の制定若しくは改正がなされたこと、丙の事業、資産、負債、財務状態、経営成績、キャッシュフロー若しくはその他丙の将来の収益に重大な悪影響を及ぼすおそれのある事由が生起し又はその可能性が生じたこと、のいずれかを認識した場合には、直ちに、乙に対してその旨を書面で報告しなければならない。
　５　　甲は乙に対し、本契約締結後本件クロージング時までの間、丙取締役として、善良なる管理者の注意をもって本契約締結時以前と実質的に同一かつ通常の業務の方法により丙の業務を執行する義務を負うとともに、本契約に基づき丙が乙に表明保証した一切の事項の真実性及び正確性を維持し、かつ、丙が本契約に基づき乙に対して負う一切の義務を確実に履行するよう、必要な業務を優先して執行すべき義務を負う。ただし、甲は、当該義務と丙取締役として丙に対して負うべき義務との関係に疑義を生じたときは、速やかに乙に報告して協議し、その指示を受けなければならない。
（甲丙が提出すべき書類等）
第８条　　甲及び丙は乙に対し、本契約締結後本件クロージング時まで（本契約締結と本件クロー

株式譲渡契約書（例）

ジング時が同時の場合は、当該時）に、共同して次の各号に掲げる書類を提出しなければ
ならない。ただし、甲又は丙が、既に本契約締結時までに次の各号に掲げる書類の全部若
しくは一部を乙に対して提出済みであり、かつ、乙が甲又は丙に対して改めて当該書類を
自己に提出することを要しない旨を適宜の方法により表明した場合、又は甲及び丙が既に
乙に提出した書類が原本である場合は、この限りでない。

一　丙における会社法１３９条１項所定の機関が行った本件株式譲渡を承認する旨の決
議に係る議事録写し（丙代表取締役による原本証明文言が付記されたもの）

二　甲並びに＊＊＊＊が丙の取締役の地位を辞任する旨の辞任届（丙代表取締役による原
本証明文言が付記されたもの）

三　丙の最新の株主名簿の写し（丙代表取締役による原本証明文言が付記されたもの）

四　丙の最新の定款の写し（丙代表取締役による原本証明文言が付記されたもの）

五　甲及び丙の発行後３か月以内の印鑑証明書

六　丙の発行後３か月以内の履歴事項全部証明書

七　丙の代表印及び銀行印

八　丙の印鑑カード

九　丙の銀行通帳

十　その他乙が合理的に要請する資料

2　乙は、前項ただし書前段の表明をしたときであっても、本件クロージング時が属する日
までであれば、当該表明を任意に撤回し、適宜の方法により、再提出を要しないとした書
類の再提出を求めることができるものとし、甲及び丙はこれに応じる義務を負う。

3　甲及び丙は，書面又は口頭により甲又は丙が乙に示した将来における丙の業績予測その
他の見込み等の一切について，何らその実現や達成等を保証するものではない。

（違約状態の解消義務）

第９条　当事者は、本契約締結後本件クロージング時までの間において、本契約に基づき相手方
当事者に対して表明保証した事項のいずれかが、真実に反し若しくは不正確であったこと、
本契約締結後に生じた事由により表明保証した事項に変動が生じたこと等により前項で
表明保証した事項のいずれかが真実に反し若しくは不正確となるに至ったこと、又は本契
約に基づき自らが負うべき義務を適切に履行せず若しくは遵守すべき事項を遵守してい
ない等の本契約に反する状態（以下、併せて「本件違約」と総称する。）があるときは、
本件クロージング時までに、本件違約の全てを自らの負担と責任において是正又は履行等
し、当該本件違約を完全に解消しなければならない。

2　当事者は、自らに本件違約が生じていること又は生じる可能性があることを認識したと
きは、直ちに、その詳細を記載した書面を相手方当事者に提出して報告するとともに、自
ら、その是正、履行、予防のために必要な措置を講じなければならない。

3　当事者は、本契約締結後本件クロージング時までの間、相手方当事者に本件違約が存す
る場合又は本件違約が生じる可能性が存するとの合理的疑いがある場合は、当該期間中い
つでも、当該相手方当事者に対し、当該本件違約の解消若しくはその発生を予防するため
に必要な措置、調査又は報告等を実施するよう求めることができるものとし、相手方当事
者は、当該求めにつき誠実に対応しなければならない。

株式譲渡契約書（例）

第4章　　クロージング等

（本件クロージング時及び手続場所）
第 10 条　本件クロージング時及びクロージング手続を行う場所は、次の各号に定めるとおりとする。ただし、当事者は、クロージング前に限り、書面又はこれに類する客観的方法に基づく合意により、本件クロージング時又は手続場所の双方又は一方を変更することができる。
　　一　本件クロージング時　　　　平成＊＊年＊月＊日 10 時～
　　二　手続場所　　　　　　　　　東京都＊＊＊＊＊＊＊＊＊＊＊

（本件クロージング時の延期変更）
第 11 条　当事者は、本件クロージング時において相手方当事者に本件違約が存在すると判断すべき合理的理由があるとき、又は本契約締結後本件クロージング時までの間において、本件クロージング時に相手方当事者に係る本件違約が存在すると推測するに足る合理的理由があるときは、本条の規定に従い、本件クロージング時を一方的に延期変更することができる（以下、「延期変更権」という。）。ただし、相手方当事者に係る当該本件違約が、自らの責に帰すべき事由により発生又は存続若しくは解消が妨げられているものである場合は、この限りでない。
　　2　延期変更権は、これを行使する当事者（以下、「延期変更権行使当事者」という。）が相手方当事者に対し、延期前の本件クロージング時まで（当該時を含む。）に、当該延期の根拠とした相手方当事者に係る本件違約の具体的内容及び延期後の本件クロージング時（延期前の本件クロージング時の翌日から起算して３０日以内の平日に限るものとし、これを超える日を指定した場合、又は延期後の本件クロージング時を指定しなかった場合は、延期前の本件クロージング時の翌日から起算して３０日後の日とする。ただし、当該日が土曜、日曜又は祝日である場合は、その直後に到来する平日とする。）を、書面により通知（以下、「延期変更通知」という。）しなければ、その効力を生じない。
　　3　前項の規定に関わらず、延期変更権行使当事者が相手方当事者に係る本件違約の存在等を確知した時期が延期前の本件クロージング時が属する日又はその直前の自己の営業日である場合は、当該延期変更権行使当事者は、延期前の本件クロージング時までに相手方当事者に対して延期変更通知書面への記載予定事項の要旨を口頭その他適宜の方法により告知した上で、延期前の本件クロージング時の翌平日までに相手方当事者に宛てて延期変更通知を発信すれば足りる。
　　4　延期変更権行使当事者が複数存在することによって延期後の本件クロージング時として複数の時期が指定されるに至った場合は、そのうち最も遅い時期として指定等された延期後の本件クロージング時のみを有効とし、他の時期指定は全て遡及的に効力を失うものとする。
　　5　延期変更権行使当事者の相手方当事者において、当該延期変更権に係る延期変更通知に記載された相手方当事者に係る本件違約の全てが当該通知発信時又は本契約において指定された本件クロージング時のいずれか早い時期において存在しなかったことを証明した場合、延期変更権行使当事者は、当該本件違約の存在を信じたことに係る過失の有無そ

株式譲渡契約書（例）

の他理由の如何を問わず、クロージングの遅延に伴い相手方当事者に生じた全ての損害を賠償すべき義務を負う。

6 当事者は、延期変更権の行使は、本契約に基づき当事者が有する本契約の解除権又は損害賠償請求権若しくはその他の権利の行使を何ら妨げるものではないことを、それぞれ相互に確認する。

（本件譲渡代金の支払い）

第12条 乙は甲に対し、本契約により合意した額の本件譲渡代金を、本件クロージング時に、次の金融機関口座に振り込む方法により支払う。ただし、振込手数料は乙の負担とする。

記

金融機関：＊＊＊＊銀行＊＊支店

口座種別：普通預金

口座名義：＊＊＊＊　＊＊＊＊

口座番号：＊＊＊＊＊＊＊＊

2 甲は、乙が甲に対して支払った本件譲渡代金の受領を確認したときは、乙の求めに応じ、本件譲渡代金に係る領収証を作成し、これを乙に交付しなければならない。

（本件株式の所有権移転時期等）

第13条 本件株式の所有権は、乙が甲に対して本件譲渡代金の全額を支払ったときに、甲から乙へ全て移転する。

2 丙が会社法上の株券発行会社であるときは、甲は乙に対し、前項に基づき乙が甲に対して本件譲渡代金の全額を支払うと同時に、本件株式に係る全ての株券を引渡さなければならない。

（取締役の辞任）

第14条 甲は丙に対し、本契約をもって、乙が甲に対して本件譲渡代金の全額を支払うことを停止条件として当該支払完了時に丙の取締役を辞任する旨の意思表示をし、丙はこれを予め承諾する。

2 丙は、前項の停止条件成就後、速やかに必要な登記申請等の手続を取るものとし、甲はこれに必要な書類の提出その他必要な事項について全面的かつ無条件に丙に協力する義務を負う。

3 乙は、本契約に基づき甲の取締役辞任の効力が発生したことにより、丙の取締役が欠けた場合、又は法令若しくは丙の定款で定める丙の取締役の員数が欠けるに至った場合は、速やかに、丙の株主総会において後任の取締役を選任するために必要な措置を講ずるよう努めるものとする。

（本契約の解除）

第15条 甲又は乙は、本契約締結後、相手方当事者に次の各号のいずれかに掲げる事由が生じた場合は、クロージングが完了するまでの間に限り、何らの催告なくして直ちに、相手方当事者に対する書面による通知をもって、本契約を解除することができる。

一 振出した手形若しくは小切手が不渡りとなった場合又は銀行取引停止処分を受けた場合

株式譲渡契約書（例）

二　　　支払不能若しくは支払停止の状態に陥った場合

三　　　破産手続開始、民事再生手続開始、会社更生手続開始、特別清算開始、特定調停その他これらに関する法的倒産手続に係る申立をし又はされた場合

四　　　裁判所の命令に基づく保全処分若しくは強制執行を受けた場合又は租税滞納処分等の処分を受けた場合若しくは監督官庁その他関係官公庁より営業ないし許認可等につき取消、停止等の処分を受けた場合

五　　　刑事事件において強制捜査を受けた場合

六　　　自己又はその役員、従業員、親族若しくはその関係者等が相手方の名誉又は信用を毀損した場合

七　　　自己又はその従業員等が公序良俗に反する団体若しくはその関係先、及び集団的若しくは常習的に暴力的行為を行い又は行うことを助長するおそれのある団体に属している者及びこれらの者と取引のある者、組織的な犯罪の処罰及び犯罪収益の規制等に関する法律に定める犯罪収益等隠匿及び犯罪収益等の収受を行い若しくは行っている者及びこれらの者と取引のある者、又は暴力団員による不当な行為の防止等に関する法律にいう暴力団、指定暴力団、指定暴力団連合、暴力団員若しくはこれらと密接な関係を有する者であることが判明した場合

八　　　所在不明又は音信不通となった場合

九　　　表明保証違反等の本件違約が存する場合その他の本契約に基づく義務の不履行が存する場合

十　　　解除権を行使しようとする当事者の責に帰すべき事由（ただし、当該当事者が甲の場合は、甲及び丙の責に帰すべき事由とする。）によらずして本件クロージング時まで（当該時を含む。）にクロージングが完了しなかった場合

2　　乙は、本契約成立後において、本契約成立時における丙の財務状態、経営成績、キャッシュフロー、事業、資産、負債又は将来の収益計画等に重大な悪影響を及ぼす蓋然性がある事由若しくは事象が生じた場合は、クロージングが完了するまでの間に限り、何らの催告なくして直ちに、甲又は丙に対する書面による通知をもって、本契約を解除することができる。

3　　前各項に基づく本契約の解除は、解除権を行使した当事者から相手方当事者に対する損害賠償請求権の行使を妨げるものではない。

4　　丙は、本契約の解除権を予め確定的に放棄し、甲及び乙は、クロージングの完了をもって、本契約の解除権を当然かつ確定的に放棄する。

5　　本契約が解除その他の原因により終了した場合であっても、第19条（秘密保持義務）、第21条（権利義務の譲渡等の禁止）、及び第6章（その他の条項）の各規定は引き続き効力を有するものとする。

第5章　　　クロージング後における当事者の義務等

（競業避止義務）

第16条　　甲は、本件クロージング時から5年間、自ら丙の事業と同一、同種若しくは実質的に競

株式譲渡契約書（例）

合する事業を行い、又は当該事業を行う法人の役員、従業員、顧問若しくは業務受託者等となってはならない。ただし、乙又は丙の書面による事前の承諾を得た場合は、この限りでない。

2　甲は、前項本文の期間中、自己の子会社、関連法人その他実質的に支配する法人若しくは個人をして、丙の事業と同一、同種若しくは実質的に競合する事業を行わせ、又は当該事業を行う法人の役員、従業員、顧問若しくは業務受託者等とさせてはならない。ただし、乙又は丙の書面による事前の承諾を得た場合は、この限りでない。

（協力義務）

第17条　甲は、本件クロージング時から3年間、乙又は丙の要請に基づき、丙の円滑な事業運営のために必要かつ適切な協力を行うものとする。ただし、乙又は丙が甲に要請する協力の内容又は程度が社会通念に照らして過大な負担を甲に求める等、著しく相当性を欠くものであるときは、この限りでない。

（秘密保持義務）

第18条　当事者は、本契約締結時から2年間、本契約締結に至る交渉の過程に係る諸事実、本契約の成立自体の事実並びにそれらの内容及びその他本契約の締結や履行等に関連して相手方当事者から受領した一切の情報につき、相手方の書面による事前承諾なくしてこれを第三者に開示、漏洩若しくは公表し又は本契約の目的以外に使用してはならない。ただし、次の各号に掲げる場合のいずれかに該当するときは、この限りでない。

一　当該情報が、当該情報を受領した当事者（以下、「受領当事者」という。）において、これを開示した当事者（以下、「開示当事者」という。）から受領する前の時点において自ら適法に取得し保有していたものである場合

二　当該情報が、受領当事者が開示当事者から受領した時点で既に公知となっていたものである場合

三　当該情報が、受領当事者が開示当事者から受領した後、自らの責めによらずに公知となったものである場合

四　当該情報が、受領当事者において正当な権限を有する第三者から秘密保持義務を負うことなく適法に取得し保有していたものである場合

五　受領当事者が、本契約の締結、履行、法令等若しくは本契約に基づく自己の権利の行使又は事業活動のために、必要最小限の範囲かつ正当な目的をもって、自己の弁護士、公認会計士若しくは税理士又はその他本契約における各当事者と同等以上の秘密保持義務を負う専門家、潜在的投資家、潜在的融資提供者、親会社、子会社若しくは関連会社に対して当該情報を開示する場合

六　受領当事者が法令等に基づき司法機関、行政機関、証券取引所その他公的機関等から開示の命令又は要請を受けた場合において、当該命令又は要請に応じるために必要最小限の範囲に限り当該情報を開示する場合

2　前項の規定は、クロージングが完了した時以降に限り、乙丙間においては適用されないものとする。

（公表）

第19条　当事者は、本件株式譲渡に関して報道機関への発表その他不特定又は多数の第三者に対する公表を行う場合には、その内容、時期及び方法等について相互に事前協議し、三者の

株式譲渡契約書（例）

合意の上でこれを行わなければならないものとする。ただし、当事者のいずれかが法令等に基づき司法機関、行政機関、証券取引所その他公的機関等から公表の命令又は要請を受けた場合は、相手方当事者に対し書面にて事前通知することにより公表することができる。

（権利義務の譲渡等の禁止）
第 20 条　当事者は、本契約上の地位又は本契約に基づく権利若しくは義務を譲渡若しくは担保権の設定その他の方法により処分又は承継させてはならない。ただし、相手方当事者の書面による事前の承諾を得た場合は、この限りでない。

第6章　　その他の条項

（損害賠償）
第 21 条　甲又は乙は、自己の故意又は過失に基づく本件違約若しくはその他の本契約に基づく義務の不履行又は本契約に関連する不法行為により相手方に損害（直接損害のみならず、逸失利益その他の間接損害及び損害賠償請求手続のために要した一切の諸費用並びに弁護士費用も含む。）を与えた場合は、当該相手方（以下、「賠償権利者」という。）に対し、当該損害を直ちに賠償する義務を負う（以下、賠償権利者に対する損害賠償義務を負うべき甲又は乙を「賠償義務者」という。）。

　　2　前項の場合において、賠償権利者が被った損害の合計額が本件譲渡代金の１００％（以下、「責任限度額」という。）を超えるときは、賠償義務者は賠償権利者に対し、責任限度額のみ賠償すれば足りるものとし、これを超える額の損害を賠償すべき義務を負わないものとする。

　　3　前各項に基づく甲又は乙の損害賠償請求権は、本件クロージング時が属する日又は本契約解除の効力が発生した日のいずれか先に到来する日の翌日から起算して1年以内に相手方に対して書面により請求しないときは、消滅する。ただし、当該期間内に賠償義務者が賠償権利者に対し、自己の当該損害賠償義務を異議なく承諾した場合は、この限りでない。

（完全合意）
第 22 条　本契約は、本件株式譲渡を含む本契約で定める事項に関する当事者間の完全なる合意を構成するものであり、本契約の締結前において当該事項に関して当事者の全員又は一部の間で交わされた一切の契約等（名称、形式、内容、締結時期等の如何を問わない。）は、本契約の成立をもって、全て失効する。

（費用負担）
第 23 条　当事者は、本契約において別途明示的に定める場合を除き、本契約の締結及び履行に関連して発生する費用を各自において負担することをそれぞれ相互に確認する。

（準拠法）
第 24 条　本契約は、日本法に準拠し、同法に従って解釈されるものとする。

（専属的合意管轄）
第 25 条　当事者は、本契約に関する一切の紛争については、＊＊地方裁判所を第一審の専属的管轄裁判所とすることに合意する。

株式譲渡契約書（例）

（誠実協議）

第 26 条　当事者は、本契約に定めのない事項又は本契約の条項に関して疑義が生じた場合には、第 1 条記載の目的に則り、信義に基づき誠実に協議して解決するものとする。

【特約事項】

1．なし

　本契約の成立を証するため、本書 3 通を作成し、当事者それぞれ署名又は記名・押印の上、各 1 通を保有する。

（本契約成立日）<u>平成＊＊年＊月＊＊日</u>

（売主）　甲　　住　所　<u>＊＊＊＊＊＊＊＊＊＊＊＊＊＊＊＊＊＊</u>

　　　　　　　　氏　名　<u>＊＊＊＊　＊＊＊＊</u>　　　　　㊞

（買主）　乙　　所在地　<u>＊＊＊＊＊＊＊＊＊＊＊＊＊＊＊＊＊</u>

　　　　　　　　商　号　<u>株式会社　＊＊＊＊＊＊＊</u>

　　　　　　　　代表者　<u>代表取締役　＊＊＊＊＊＊＊＊</u>　　㊞

（対象会社）丙　所在地　<u>＊＊＊＊＊＊＊＊＊＊＊＊＊＊＊＊＊＊</u>

　　　　　　　　商　号　<u>株式会社　＊＊＊＊＊＊</u>

　　　　　　　　代表者　<u>代表取締役　＊＊＊＊＊＊＊＊</u>　　㊞

株式譲渡契約書（例）

別紙１：甲丙の表明保証事項

１．甲に関連する事項

(1) 甲は、本契約を適法かつ有効に締結し、これを履行するために必要な権限及び権能を有していること。

(2) 甲による本契約の締結及び履行は、(i)甲又は丙が適用を受ける法令等（日本法に限られない。）に違反するものではなく、(ii)甲及び丙の定款その他の社内規程又は規則等に違反するものではなく、(iii)丙が当事者となっている契約等について、債務不履行事由等を構成するものではなく、(iv)司法・行政機関等の判断に違反するものではなく、かつ、(v)丙の事業又は資産に対して担保権、損害賠償義務その他の義務又は負担を生じせしめる結果となるものではないこと。

(3) 甲は、本契約の締結及び履行のために必要とされる司法・行政機関等からの許認可、承認等の取得、司法・行政機関等に対する報告・届出等その他適用ある法令等上の手続を、全て当該法令等の規定に従い適法かつ適正に履践済みであること。

(4) 甲は、丙の株式を適法かつ有効に所有しており、それぞれ当該株式の実質的かつ株主名簿上の株主であること。

(5) 本件株式には譲渡担保権、質権その他の担保権、請求権等その他一切の負担、及び株主間契約等、本件株式に関する契約・覚書等、一切の取り決め又は合意が存しないこと。

(6) 本件株式譲渡により、乙は、譲渡担保権、質権その他の担保権、請求権等一切の負担なく本件株式を取得できること。

(7) 甲は、本件株式の帰属等に関連する事項について、第三者から何らの請求又はクレーム等を受けておらず、かつ、第三者との間で何らの契約等を締結しておらず、かつ、訴訟その他法的紛争処理手続における当事者又は利害関係者等となっておらず、かつ、甲及び丙の知り得る限りにおいてそれらの事態が生じるおそれもないこと。

(8) 甲が乙又はその代理人その他アドバイザー等に開示した本件株式又は甲に関する情報（その種別及び内容開示の方式及び時期等は問わない。）は、いずれも真実かつ正確であり、本件株式又は甲に関する事実について不正確な事実又は誤解を生じさせる可能性がある事実は含んでおらず、かつ、誤解を生じさせないために必要な事実が欠けていないこと。

(9) 本件株式譲渡又は本契約の内容に関して乙の判断に影響を及ぼす可能性のある情報は、全て乙に開示済みであること。

２．丙に関連する事項

(1) 丙は、日本法に基づき適法かつ有効に設立され、かつ存続する株式会社であり、現在行っている事業に必要な権限及び権能を有していること。

(2) 丙の発行する株式の総数は＊＊株、発行済株式の種類及び総数は普通株式＊＊株であり、その全てが適法かつ有効に発行され、全額払込済であること。丙は、これらの株式を除き、株式、新株予約権、新株予約権付社債、株式の割当てを受ける権利その他丙の株式を新たに取得できる何らの権利（以下本号において「株式等」と総称する。）を発行又は付与しておらず、そのための決議又はかかる株式等の発行や付与に関する第三者との契約等も一切存在しないこと。

(3) 丙は、本件株式譲渡に関し、法令等、定款その他丙の社内規程又は規則等において必要とされ

株式譲渡契約書（例）

る手続（本件株式譲渡を承認する丙の取締役会決議又は株主総会決議を含むが、これに限られない。）を全て適法に履践していること。

(4) 平成＊年＊月＊日現在の貸借対照表及び平成＊年＊月＊日から平成＊年＊月＊日までの事業年度についての丙の損益計算書は、それぞれ、日本において一般に公正妥当と認められる企業会計の基準（以下、「企業会計基準」という。）に従って適切に作成されており、かつ、平成＊年＊月＊日における丙の資産・負債の状況及び当該該当時期間の損益の状況を企業会計基準に従って適正かつ正確に表示していること。

(5) 丙は、平成＊年＊月＊日現在の貸借対照表及び平成＊年＊月＊日から平成＊年＊月＊日までの事業年度についての丙の損益計算書に記載されていない債務（隠れた債務、年金に係る債務、退職金に係る債務、保証債務、偶発債務、製造物責任及び不法行為責任から生ずる債務を含む。）を一切負担していないこと。ただし、本件基準日以降に丙の通常の業務過程で発生した債務を除く。

(6) 丙は、一切不動産を所有していないこと。

(7) 丙は、＊＊＊＊＊＊＊＊＊＊＊＊丁目＊番＊号所在の建物（居室）に係る建物賃貸借契約（以下、「本件賃貸借契約」という。）を適法かつ有効に締結しており、かつ、本件賃貸借契約に係る賃借権に基づき、その目的物たる不動産（以下、「本件賃借建物」という。）を自ら直接占有していること。

(8) 丙がその事業に関して使用している不動産は、本件賃借建物以外には存しないこと。

(9) 丙は、本件賃借建物につき、本件賃貸借契約に基づき、その所有者、担保権者その他の第三者に対抗し得る適法かつ有効な賃借権を有すること。

(10) 本件賃借建物について、担保権若しくは丙の賃借権以外の利用権の設定、本件賃貸借契約に係る債務不履行事由等、瑕疵、訴訟等（調停、仲裁、裁判外紛争処理手続をも含むが、これらに限られない。以下同じ。）、クレーム等、判決若しくは処分その他司法・行政機関の判断等、第三者との和解等の契約等、丙による現行の態様での継続的な本件賃借建物の使用に重大な悪影響を及ぼす可能性のある事由は一切存せず、甲及び丙の知り得る限りにおいてそれらの事由が生じるおそれもないこと。

(10) 丙は、丙の本契約締結時現在における事業を遂行するために必要となる重要な知的財産権（本契約締結時現在において使用しているものか否かを問わない。以下、「本件知的財産権」という。）を適法かつ有効に所有し、又は適法かつ完全に使用する権利を有していること。

(11) 本件知的財産権について、第三者に対する譲渡、担保権若しくは実施権の設定、ライセンス契約に係る債務不履行事由等、瑕疵、訴訟等、クレーム等、判決若しくは処分その他司法・行政機関の判断等、丙による現行の態様での継続的な本件知的財産権の使用に重大な悪影響を及ぼす可能性のある事由は一切存せず、甲及び丙の知り得る限りにおいてそれらの事由が生じるおそれもないこと。

(12) 丙は、丙が第三者の知的財産権を侵害している旨の通知、通告、警告その他の連絡（時期、方式、形式、名称、発信者、内容等を問わない。）を過去に受領した事実は一切なく、甲及び丙の知り得る限りにおいて、こうした通知等が丙に発せられる原因となりうる事実は一切存在しないこと。

(13) 丙は、その事業を行うために必要となる全ての重要な資産（不動産及び知的財産権を除く。以下、本項において同じ。）を適法かつ有効に所有し又は使用する権利を有していること。かかる

株式譲渡契約書（例）

資産は、通常の使用による損耗を除き、本契約締結時現在における通常の業務過程において支障なく稼働しているか、現行の態様での使用に適した状態にあること。丙が所有する資産について、第三者に対する譲渡、担保権の設定その他丙による現行の態様での使用に重大な悪影響を及ぼす可能性のある事由は一切存せず、甲及び丙の知り得る限りそのおそれもないこと。丙が使用する権利を有している資産については、当該権利を基礎付ける契約について債務不履行事由等、瑕疵、訴訟等、クレーム等、判決若しくは処分その他司法・行政機関の判断等その他丙による現行の態様での使用に重大な悪影響を及ぼす可能性のある事由は一切存せず、甲及び丙の知り得る限りそれらの事由が生じるおそれもないこと。

(14) 丙は、子会社又は関連会社を有しておらず、事業又は投資を行う会社、組合、団体又は事業体の株式等の持分を有しておらず、これらの構成員になっていないこと。

(15) 丙が当事者である契約等は全て適法かつ有効に締結されており、かかる契約は、各契約当事者の適法、有効かつ法的拘束力のある義務を構成し、かつ、かかる義務は、当該契約の各条項に従い各契約当事者に対して執行可能であること。かかる契約について、丙又は相手方当事者による債務不履行事由等、訴訟等又はクレーム等は一切生じておらず、甲及び丙の知り得る限りそれらの事態が生じるおそれもないこと。甲による本契約の締結及び履行は、かかる契約に基づく丙の債務不履行事由等に該当しないこと。

(16) 丙は、第三者との間で、競業避止規定その他丙がその事業の全部又は一部を遂行することを実質的に禁止若しくは制限等する規定を含む明示又は黙示の契約等を締結していないこと。

(17) 丙は、重要な点において、適用ある全ての法令等及び司法・行政機関の判断等を遵守していること。

(18) 丙と、(i)丙の取締役及び監査役並びにその配偶者及び6親等内の親族（以下、本号において「取締役等」と総称する。）、(ii)取締役等が人的関係又は資本的関係を通じて実質的に支配している会社、及び(iii)取締役等が他の会社の議決権の 20%以上を実質的に所有している場合の当該他の会社との間には、取締役及び監査役としての委任契約以外、取引関係、契約等、一切の権利義務関係が存在しないこと。

(19) 丙に対する訴訟等は一切係属しておらず、甲及び丙の知り得る限り訴訟等が丙に対して提起されるおそれもないこと。丙が第三者に対して提起し現在係属中である訴訟は一切存せず、丙が第三者に対して提起することを予定している訴訟等も存しないこと。丙は、通常の業務過程において発生するクレーム等を除き、第三者より重大なクレーム等を受けておらず、甲及び丙の知り得る限りそのおそれもないこと。

(20) 丙は、その取締役及び従業員（以下、本号において「従業員等」と総称する。）に対する報酬又は給与、その他従業員等に対して支払うべき金銭等の支払義務を全て履行していること。

(21) 丙は、労働関連の法令等、司法・行政機関の判断等、又は従業員等との間で締結している契約等に一切違反しておらず、甲及び丙の知り得る限りそのおそれもないこと。

(22) 丙においては、セクシャルハラスメントその他法令等違反となるような労働関係は存せず、また、業務上疾病その他の労働災害は存しないこと。

(23) 丙においては、丙と従業員等との間における、労働紛争、労働争議を含む人事に関する紛争は現在一切存せず、甲及び丙の知り得る限りそのような紛争が生じるおそれもないこと。

(24) 丙は、国又は地方公共団体等に対して負担すべき公租公課等（法令等上要求される健康保険、厚生年金又は国民健康保険、国民年金等の社会保険料及び労災保険、雇用保険等の労働保険料

株式譲渡契約書（例）

を含むが、これらに限られない。）の支払を全て支払期限までに行っており、一切滞納がないこと。

(25) 丙が乙又はその代理人その他アドバイザー等に開示した、本件株式又は丙に関する情報（その種別及び内容開示の方式及び時期等は問わない。）、は、いずれも真実かつ正確であり、本件株式又は丙に関する事実について不正確な事実又は誤解を生じさせる可能性がある事実は含んでおらず、かつ、誤解を生じさせないために必要な事実が欠けていないこと。

--------------------------------以下余白--------------------------------

株式譲渡契約書（例）

別紙２：乙の表明保証事項

(1)　乙は、日本法に基づき適法かつ有効に設立され、かつ存続する株式会社であり、現在行っている事業に必要な権限及び権能を有していること。

(2)　乙は、本契約を適法かつ有効に締結し、これを履行するために必要な権限及び権能を有していること。乙による本契約の締結及び履行は、その目的の範囲内の行為であり、乙は、本契約の締結及び履行に関し、法令等、定款その他乙の社内規則において必要とされる手続を全て適法に履践していること。

(3)　乙による本契約の締結及び履行は、(i)乙に適用ある法令等に違反するものではなく、(ii)乙の定款その他の社内規則に違反するものではないこと。

(4)　乙は、本契約の締結及び履行のために必要とされる司法・行政機関等からの許認可・承認等の取得、司法・行政機関等に対する報告・届出等その他法令等上の手続を、全て当該法令等の規定に従い適法かつ適正に履践済みであること。

--------------------------------以下余白--------------------------------

株式譲渡契約書（例）

索　引

あ

アドバイザリー形式…114-117

案件概要書…35、36、79、130

意向表明（意向表明書）…14、15、19、24、31、32、36、80、110、128、129、153

一部譲渡…36-38、90、91

一般契約…113、114

一般条項…48、50

インカムアプローチ…25、26

営業権…19、76、125-128、136

営業譲渡契約書…16

か

会社分割…18、36、94、95、97、98、138

価値評価（価値評価方法）…23-27、30、36、37、126

合併…10、36、90、95-97、133、138

株式交換…36、92、93、95-99、101、138

株式譲渡…16、18、34-39、80、82、83、88-99、101、109、119、136、161、175

株式譲渡契約（株式譲渡契約書）…16、82、83、175

キーパーソン…36、133、134

企業価値…14-16、22、24、25、49、52、84、107、120

規模の経済…66、67

基本合意（基本合意書）…14-17、19、31、32、41、47-51、53、77、78、81、110、111、117、118、127、129、134、159、161

吸収合併…90、138

業界再編型M＆A…68-70

競業避止義務…46

業務提携…95、96、109

共有コスト…65、66

クロージング（決済）…16、17、21、46-49、52、54、78、82、83、97、110-112、118、119、126、127

さ

経常利益…27

契約段階…31、32、41、47、129

契約当事者…36-40、48、97、98

決算報告書…27

減価償却費…27

検討段階…31、32、35、36、41、65

交渉段階…31、32、41、45-49、129

個人保証…47、134、135

コストアプローチ…25、125

さ

最終譲渡契約（最終譲渡契約書）…14、16、17、20、21、31、32、39-41、46-54、78、82、110、111、127、134、135

債務保証…37、38、89-91

時価純資産法…25、27、125

事業再生型…12、13、105、137

事業計画（事業計画書）…26、107、108、126-128

事業承継型…12、13

事業譲渡（事業譲渡契約書）…18、36-40、50、77-80、88、90-92、94-99、109、119、138、150、159、167

実質営業利益…27、29、30、34、35、125、127、136、137

シナジー効果…20、26、30、41、64-68、84、89、96、99、101、104、107、133、137

支払い方法…21、46、110

収益拡大型…12、13

収益還元法…25、26

修正営業利益…27

守秘義務（守秘義務契約）…14、18、20、22、23、31、32、109、112、113、122-124、126

純資産合計…27

条件交渉…14、17-19、24、53、110-112、121、123、127、128

譲渡金額…21、24、45、77、131

譲渡の時期（譲渡時期）…45、46、79

新株発行…93-99、101

新設合併…90

SWOT 分析…35

スキーム…17、18、34、36、47、53、77、80、82、86、88、89、91-98、101、109-111、133、138、140

成功報酬金…117-121

誓約事項…50-53

接待交際費…27

専任契約…113、114

全部譲渡…36-38、98

相互信頼…13、18、42、71、116

損益計算書…27、28

た ────────────

貸借対照表…25、27、28、81

チェンジオブコントロール条項…90

着手金…117-121

仲介形式…114-117

中間金…117-120

追加コスト…65

ディスカウントキャッシュフロー法（DCF 法）…25、26

デューデリジェンス（DD）…14、15、17、19、20、24、31、32、49、51、78、81、82、92、97、106、107、110、111、127

　IT DD…19、106、107

　環境 DD…19、106、107

　財務 DD…15、16、19、20、49、81、106、107

　税務 DD…19、106、107

　ビジネス DD…19、106-108

　法務 DD…15、16、19、20、49、53、81、106、107

独占交渉権…15、19、48-51

トップ面談…19、31、32、36、48、80、110、111、129-132

な ────────────

ネームクリア…32、35、79

ノンネームシート…31-35、79、108、109、126、130

は ────────────

範囲の経済…66、67

販売費および一般管理費内訳書…27、29

引き継ぎ期間…35、45

引き継ぎ条件…45

表明・保証…50-53

ファイナンシャル・アドバイザリー契約（FA 契約）…14、23、112-114、117、118、120

法的拘束力…19、48-50、52、128

簿外債務…19、37、38、89-92、94、112

簿価純資産法…25

ま ────────────

マーケットアプローチ…25

密度の経済…66-68

未払債務…37、38、47、89-91

無形資産…24、25

や ────────────

役員報酬…27、34、35、45、142

有形資産…24

ら ────────────

リテイナーフィー…117-121

類似公開企業比較法…26

レーマン方式…119

おわりに

　本書では、動物病院のM＆Aの流れについて、検討段階、交渉段階、契約段階に分けて順を追って解説をしてきました。基本的には、この流れに沿って専門家のアドバイスに従って進めていけば、M＆Aを成功させることは可能です。

　動物病院をとりまく経営環境はかつてない厳しい時代を迎えようとしていますが、本書を読了した読者は既に気づいている通り、M＆Aは厳しい時代の経営課題を解決する大きな手段となります。

　現状、動物病院業界が抱える大きな問題点としては、以下があげられます。

（１）高齢期を迎えた院長が廃業し、それとは無関係に若手獣医師が新規開業するというサイクルが延々と繰り返されている

（２）慢性的な人手不足

（３）競争激化

　さて（１）については、その橋渡しをM＆Aで実現できます。（２）については、M＆Aによる業界再編やグループ化が１つの解決策です。（３）を乗り切るためには、資本力のある企業動物病院に対抗していくための手段として、やはりM＆Aが有力です。

　M＆Aの可能性は単なる事業承継にとどまりません。さまざまスキームを活用して、それぞれの動物病院の経営課題の解決に役立てていただければと考えています。

　私は動物病院のM＆Aを支援させていただくなかで、単なる「事業や企業の売却や買収の成功」を目標とするのではなく、「動物病院業界の発展」と「獣医師の社会的地位の向上」に貢献できればと考えています。

　先達が築き上げてきた動物病院業界を維持するだけではなく、さらなる発展のためにM＆Aを活用してもらうことが私の使命です。動物病院を一代限りで終わらせるのではなく、蓄積された経験や信頼という財産を、次世代の優秀な獣医師や明確で健全な方針を持った動物病院運営会社に引き継ぐことをお手伝いすることが具体的な目標となります。

　動物との暮らしによって、人間の生活は確実に豊かになります。ペット、産業動物、動物園動物、野生動物…すべてが人間の健全な暮らしや社会の豊かさ、文化的水準の向上に関係します。人間や動物が健全に生きていくためには獣医師の存在が不可欠ですが、その獣医師の仕事の重要性や専門性は社会から今以上に認識されるべきですし、社

会的地位が向上してもよいのではないかと考えています。

　最後に、これまで動物病院のM＆Aを通して出会ってきた獣医師の皆様に感謝いたします。さまざまな案件を通し、数多くの経験をさせていただきました。また、M＆Aの成功に欠かせない専門家の皆様には、いつも適切にサポートしていただき、ありがとうございます。そして、本書刊行にご尽力いただきました緑書房の皆様に感謝いたします。

　本書が、動物病院業界の発展ならびに数多くの獣医師の目標実現に貢献できることを心から願います。

2017年 盛夏

蒲 鉄雄

蒲　鉄雄（KABA Tetsuo）

1974年、愛知県生まれ。アドバイザリー株式会社代表取締役社長、一般財団法人日本Ｍ＆Ａアドバイザー協会（JMAA）正会員、JMAA認定Ｍ＆Ａアドバイザー。中央大学法学部在学中よりいくつかの事業を手がけ、Ｍ＆Ａによる企業および事業の買収・売却の双方を経験。2013年4月にＭ＆Ａの支援・仲介に特化したアドバイザリー株式会社を設立し、現在に至る。Ｍ＆Ａの専門家として、さまざまな規模やスキームのＭ＆Ａを累計100件以上支援。企業や経営者のマッチングだけのＭ＆Ａにとどまらず、企業や事業の強みやリスクを見出し、対応策を提案するなど、Ｍ＆Ａの特徴である戦略性にフォーカスし、経営者の立場に沿った支援を行っている。実績に裏付けされた幅広い知識と豊富な経験は、クライアントだけでなく同業者からも高い評価を得ている。

動物病院の未来を拓くＭ＆Ａの手法とポイント

2017年10月1日　第1刷発行

著　者 ………… 蒲　鉄雄
発行者 ………… 森田　猛
発行所 ………… 株式会社 緑書房
　　　　　　　　〒103-0004
　　　　　　　　東京都中央区東日本橋2丁目8番3号
　　　　　　　　ＴＥＬ　03-6833-0560
　　　　　　　　http://www.pet-honpo.com

編　集 ………… 池田俊之、加藤友里恵
組　版 ………… アクア
カバーイラスト ………… ヨギトモコ
印刷・製本 ………… 図書印刷

©Tetsuo Kaba
ISBN 978-4-89531-314-8　Printed in Japan
落丁、乱丁本は弊社送料負担にてお取り替えいたします。

本書の複写にかかる複製、上映、譲渡、公衆送信（送信可能化を含む）の各権利は株式会社緑書房が管理の委託を受けています。

[JCOPY]〈（一社）出版者著作権管理機構　委託出版物〉
本書を無断で複写複製（電子化を含む）することは、著作権法上での例外を除き、禁じられています。本書を複写される場合は、そのつど事前に、（一社）出版者著作権管理機構（電話 03-3513-6969、FAX03-3513-6979、e-mail：info@jcopy.or.jp）の許諾を得てください。また本書を代行業者等の第三者に依頼してスキャンやデジタル化することは、たとえ個人や家庭内の利用であっても一切認められておりません。